精神疾患とは何だろうか

精神疾患とは何だろうか　目次

はじめに

ＷＨＯ（世界保健機関）は一九四八年の創設にあたり、健康を定義して「単に病気や病弱が認められないことではなく、身体的・精神的・社会的に完全に良好な状態にあること」であるとした。「精神的」と訳される語は原文（英語）ではmentalであり、メンタルヘルスが包括的な健康の不可欠の条件であることを、高らかに宣言するものであった。それが先見の明であったことは、その後の世界の動きが雄弁に証明している。

わが国では高度経済成長という国を挙げての躁状態が沈静し、安定成長期に入って生活の質が問われるようになった一九八〇年代頃から、メンタルヘルスに対する人々の関心が急速に高まってきた。都市部を中心に精神科や心療内科のクリニックが急増して、精神医療が身近なものとなり、一九八七年から翌年にかけて制定施行された精神保健法によって、精神障害者の権利擁護に制度的な裏づけが与えられた。

筆者はちょうどそのような時期に精神科医となり、各地の精神科病院や大学附属病院、特別養護老人ホームや健保組合の健康管理センター、市中のクリニックなどで、今日に至るまで診療を続けてきた。ちょうど世紀の改まる頃から縁あって大学で精神医学を講じるようになったが、そこで出会った若者たちは総じてメンタルヘルスに強い関心をもち、精神障害者の権利擁護や社会参加をめぐっては、筆者らの世代と比べものにならないほど開かれた態度を備えていた。

そのように柔らかい心をもつ若者たちと接しつつ、臨床現場で当事者や家族から学んだことを教室や放送で伝える営みをくり返すにつれ、より広く一般の人々との間で同様の学びを共有したい気持ちが、年ごとに高まってきた。メンタルヘルスに関する確かな情報は、今日すべての生活者にとって必須の教養である。真摯にそれを求める人は志を同じくする学友である。そのような人の手に今、本書が届けられたことを心から嬉しく思う。

本書は、放送大学科目『精神医学’06』を底本とし、加筆修正を加えたものである。この科目は大学院カリキュラムの一環として解説されたもので、主として臨床心理士を目指す院生を対象とし、精神医学全般を概説する役割を担うものであった。

臨床心理士にとって精神医学の学習は不可欠のものであるが、そこで大きな障壁となるのは、履修者のほとんどが医学部の学生と違って、生物学や基礎医学についての予備的な心得をもたないことである。そうした学習者を想定し、必要とされる医学情報をわかりやすい形で織り込むことに執筆者一同腐心したが、結果的に臨床心理士を目ざす人々ばかりでなく、同様に専門知識の準備のない一般の学習者に開かれた教材を作ることができたのは望外の副産物であった。

幸い『精神医学’06』とその後継科目は、一貫して多くの受講者を集めてきた。筆者は二〇一六年度に放送大学優秀授業賞を授与される光栄に浴したが、これは筆者らが制作してきたメンタルヘルス関連科目への、学生による評価を根拠とするものである。しかし、どれほど教材を工夫したところで精神医学は学び易いテーマではない。科目に対する高い評価は、翻ってこれを学ぶ人々の熱意と努力の大きさを証明する。その背景にはこの難しい時代にあって、人の精神の健康と病について関心をもたずにいられない、一般の人々の知的渇望が静かに滾《たぎ》っている。その渇望に本書がいくらかでも応え得ることを切に願う。

なお、学問の進歩や社会事情の変化のめまぐるしい速さは、精神医学領域も例外ではない。本書の出版と前後してＩＣＤ－10が改訂されＩＣＤ－11が発行されるなど、日々状況は変転しつつある。記述には正確を期したものの、最新の情報との不一致や筆者の錯誤が含まれる可能性は否み難い。あらかじめお断りのうえ、御叱正を請う次第である。

ＤＳＭの診断基準に関心のある読者は、『ＤＳＭ－５　精神疾患の分類と診断の手引』（医学書院、二〇一四年）を適宜参照するばかりでなく、英語版原書"*Diagnostic and Statistical Manual of Mental Disorders: DSM-5*"に直接あたることをお勧めしたい。翻訳では不明瞭でわかりにくい部分が、平明な英語原文によってすっきり理解できることは、ＤＳＭに限らずよく経験するところである。

各章末に挙げた参考文献は数こそ多くないが、各テーマに関する教科書的なもの、ユニークなモノグラフ、当事者による体験記や漫画、興味深い論考などを含んでいる。本書を起点としたさらなる読書の道案内に御活用いただきたい。

◉第一章

精神疾患

現状と問題点

1. 精神疾患をめぐる現状

精神疾患は増えているか？

精神疾患について、毎日多くの情報が発信されている。「心の病」という言葉もあたりまえのように使われている。それは、そのように呼ばれる実態や現象が日ごとに増加し、私たちの生活を脅かしている証拠でもある。同時にそれは、そうした事態に対する私たちの強い関心の表れでもあり、それを公に論じることが一昔前のようなタブーではなくなった証拠でもある。タブーどころではない、「メンタルヘルス」は二一世紀を迎えた日本の社会を象徴する、キーワードの一つとさえ言えそうである。

実際、精神疾患は急激な勢いで増え続けてきた。少なくとも多くの人々がそう感じており、そこには数字の裏づけもある。図1－1は、わが国における各種疾患の受療率の推移を、過去半世紀以上にわたって示したものである。結核に代表される感染症が、栄養状態や衛生環境の改善と予防医学の進歩に従って着実に減少してきたのと入れ替わりに、脳卒中や心臓病などの循環器系疾患や糖尿病に代表される、いわゆる生活習慣病が右肩上がりに増え続けてきた。これと歩調を合わせて増加してきたのが、ICD－10言うところの「精神および行動の障害」すなわち精神疾患である（ICD－10については後述する）。このグラフを見ると、精神疾患は生活習慣病の一種ではないかと考えたくなるが、この連想にはそれなりの説得力があることを、追々わかっていただけるであろう。

もうひとつ別の角度から精神疾患の現状を見てみよう。社会の中である疾患が占める重要性を評価するとき、使

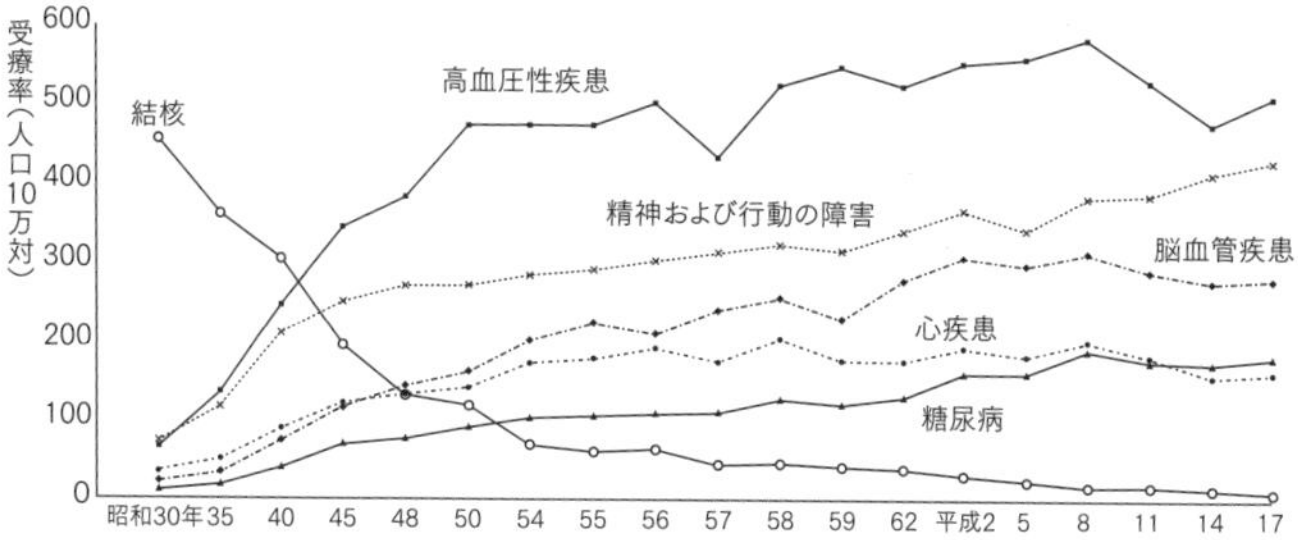

図1-1　主要疾患の受療率の年次推移（「我が国の精神保健福祉　平成23年度版」より）

われる指標にはいろいろなものがある。人口当たりの患者数を示す有病率は疾患の頻度を表す代表的な指標だが、これには疾患の重症度が反映されない。疾患による死亡者の発生率（死亡率）は重症度をよく反映するので、ガンのように致死率の高い疾患の評価には向いているものの、精神疾患のように死亡に直結することの少ない疾患は、死亡率では著しく過小評価されてしまう。

そこでWHOはDALY（障害調整生命年）と呼ばれる指標を採用した。DALY（disability-adjusted life year）はYLL（years of life lost）とYLD（years lost due to disability）の合計値として定義される。このうちYLLはその疾患によって生じた寿命の短縮を意味し、前述の死亡率に対応する概念である。一方、YLDはその疾患に伴う機能障害のために奪われた生活年数を意味する。後者を実際にどう算出するかに工夫が問われるが、詳しくは立ち入らない。死に直結することは少ないが、生活の質を著しく損なうような慢性疾患のインパクトを適切に反映するための指標がYLDであると理解すれば、さしあたり足りる。精神疾患などを評価するには、まさに好適な指標である。

このような意味をもつDALYを用い、すべての健康問題によってもたらされる年間DALY値の中で、各種の疾患が占める相対値を比較してみたものが図1－2である。

二〇〇九年の時点で精神疾患のDALY値は、ガンのDALYの合計値を超え、あらゆる疾患群中で最大のものとなっている。二〇〇二年の調査ではガンが一位、精神疾患は二位であったが、最新の調査で逆転した。しかも、ガンの方は全身のすべての部位におけるガンのDALY値を総計したものであるのに対し、精神疾患の方は主要な四つの疾患（うつ病・躁うつ病、認知症、アルコール関連障害、統合失調症）の合計であり、神経症やストレス障害は含まれていない。

このように、生活の質への影響を反映したDALYを指標として見ても、やはり精神疾患が急増していることは間違

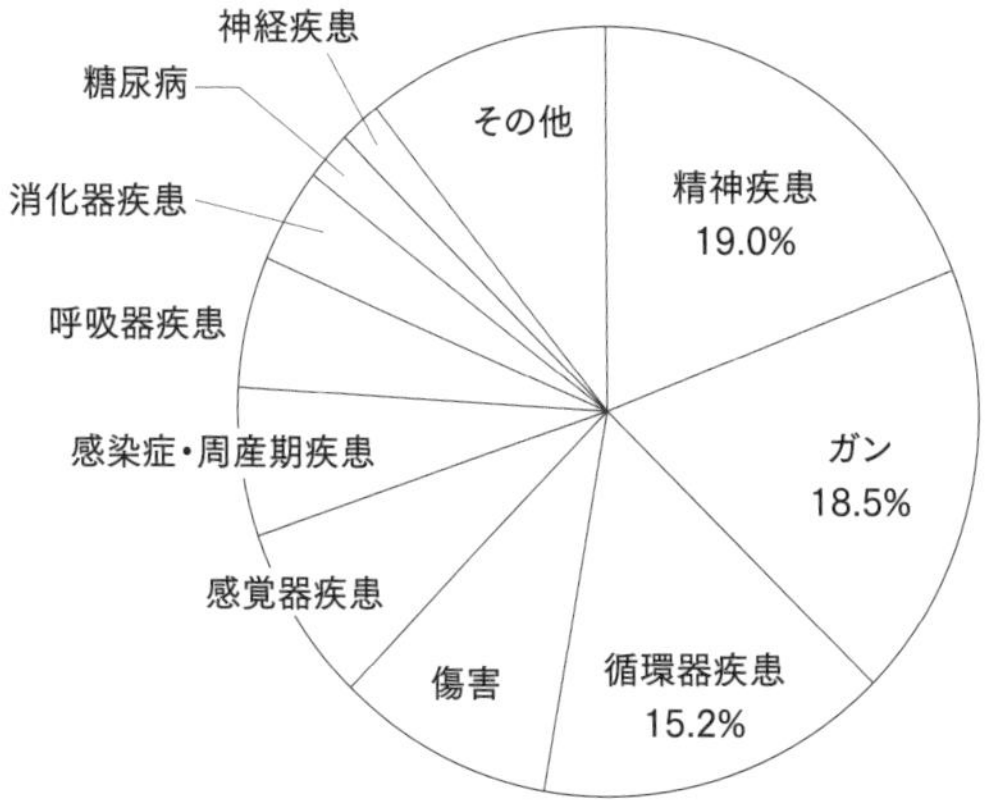

図1-2　わが国における DALY（障害調整生命年）値の疾病群別割合（数字は各疾患群のDALY値の全体に占める割合。*Disease & Injury Country Estimates 2004-2008*, WHO 2009 のデータに基づいて作成）

いなさそうである。今や日本人の健康問題の中で、メンタルヘルスは最大の一群を為すと言っても過言ではない。

国際比較

さて、次に気になるのは国際比較である。このような現状は日本だけなのだろうか、それとも諸外国でも見られるグローバルなトレンドなのだろうか。図1―3は欧米のいくつかの国々とわが国における、主な精神疾患の有病率を示したものである。同種の調査を国際的に一斉に実施するのは困難であるところから、やや古いデータしか参照できないのが残念であるが、少なくともこの時点で日本の精神疾患有病率は世界的に見て著しく高くはなかったことがわかる。示された範囲で断然有病率が高いのはアメリ

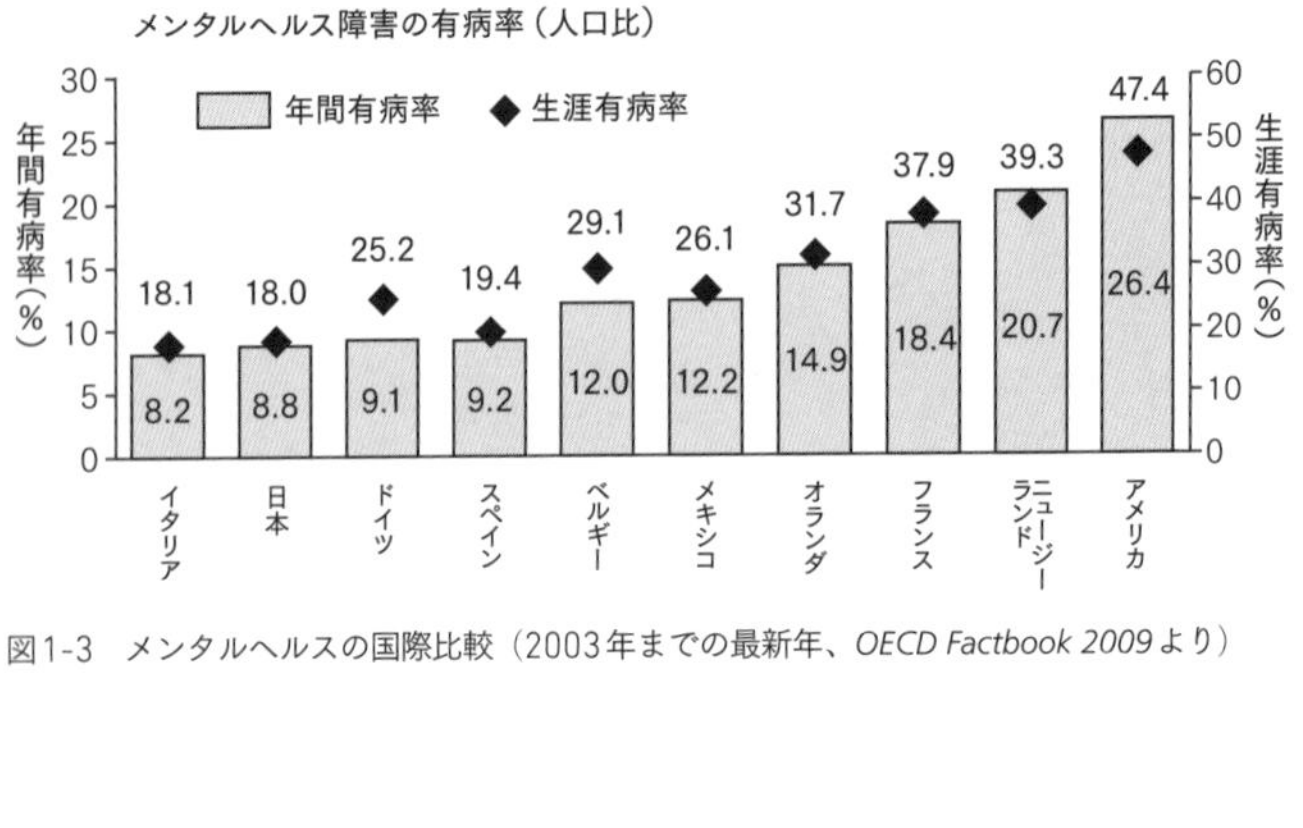

図1-3　メンタルヘルスの国際比較（2003年までの最新年、*OECD Factbook 2009*より）

カで、その値は日本のちょうど三倍にあたる。日本の数字はドイツやスペインなど、西欧の中で比較的有病率が低い国々とほぼ同じ水準にある。

ついでに図1―4を見てみよう。これはなかなか考えさせるグラフであり、横軸にはその国や地域の所得（DNP）を、縦軸にはうつ病・躁うつ病のDALY値をプロットしてある。右へ行くほど豊かであり、上へ行くほどうつ病・躁うつ病が多い、そういう意味である。その中で各国はどのような位置にあるだろうか。グラフの平面をあらまし四等分して見てみよう。

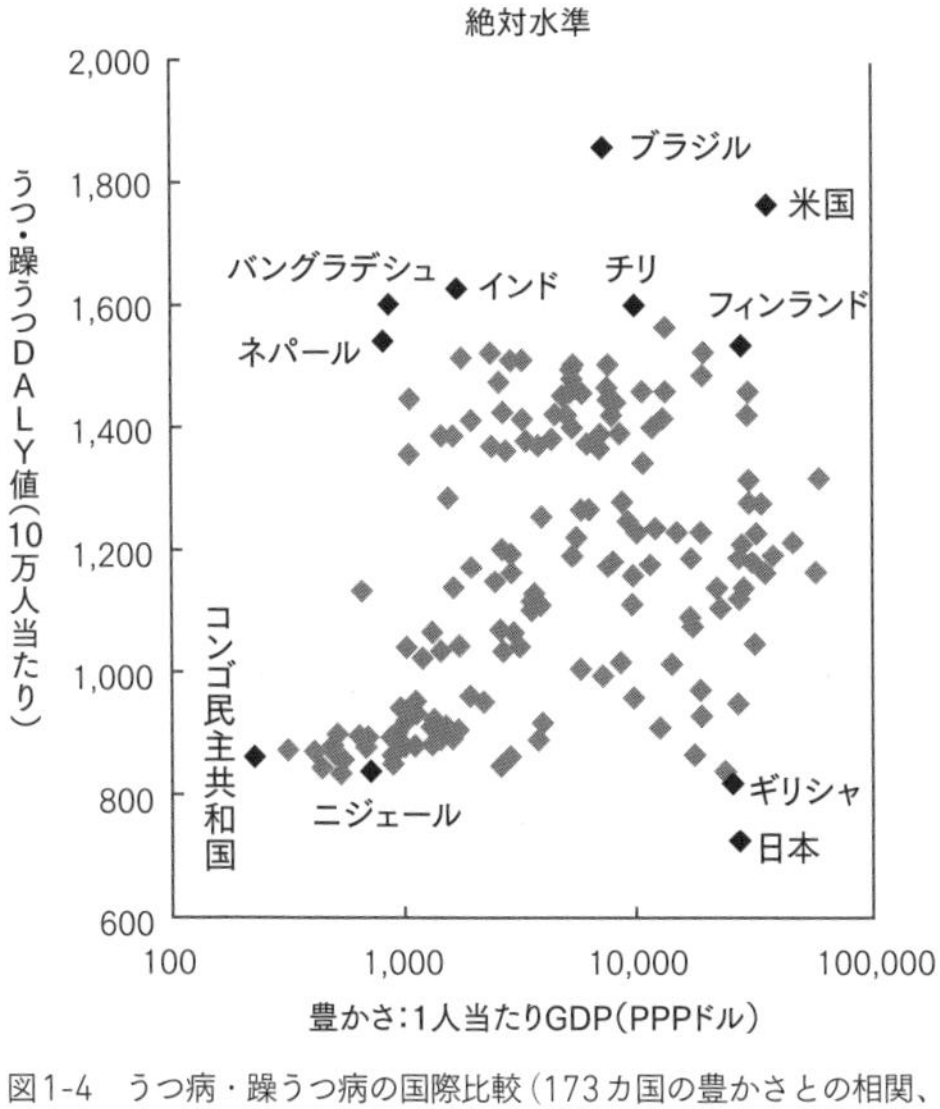

図1-4　うつ病・躁うつ病の国際比較（173カ国の豊かさとの相関、出所：社会実情データ図録）

まず、右上の四半分は「豊かであり、うつ病・躁うつ病が多い」地域である。アメリカがここに入るのは、先ほどの数字からも頷ける。右下の四半分は「豊かであり、うつ病・躁うつ病が少ない」という一見恵まれた地域で、二一世紀初頭の日本は数字の上ではここに属していた。一方、左上の四半分は、「貧しくて、うつ病・躁うつ病が多い」という地域で、バングラデシュなど南アジアのいくつかの国々がここに入る。そして左下の四半分は、「貧しけれども、うつ病・躁うつ病が少ない」地域であり、ニジェールなどアフリカの国名が見えている。

　このグラフの示すところ、たとえば左下のアフリカ諸国の状況をどう解釈したらいいだろうか。仮にある人が、このグラフを解説して「アフリカは貧しいけれども、ストレスが少ない牧歌的な地域なので、うつ病・躁うつ病の頻度が低いのだ」と述べたとする。これは果たして説得力をもつだろうか？

　そうは考え難いであろう。広大なアフリカを一口に論じることにそもそも無理があるが、少なくとも多くの国や地域が「ストレスの少ない牧歌的な生活に安住している」のとはかけ離れた状況にあることは疑いない。現にグラフに名前の見えるニジェールは世界最貧国のうちに数えられ、貧困と飢餓が恒常的に人々を苦しめている地域である。社会全体としてストレスが少ないとは、到底考えられそうもない。

むしろ考えねばならないのは、この地域にどれほどの精神科医療施設やメンタルヘルス関連スタッフが存在するかという点であろう。うつ病・躁うつ病を診断するためには、それなりの訓練を受けた専門スタッフが必要である。そのようなスタッフがこの地域で圧倒的に不足していることは言うまでもない。為政者たちが限られた医療資源の活用法を考える場合、まず優先されるのは伝染病対策や環境衛生向上によって生命の維持を図ることであり、メンタルヘルスは次の段階のこととして後回しにされがちである。そのように見れば、たとえばバングラデシュなど南アジア地域は、「深刻な貧困問題を抱えていながら、うつ病・躁うつ病を診断できる程度にまでメンタルヘルスへの取り組みが行われている」と読むこともできるだろう。

こうした視点から日本のデータを見直すと、あらためて疑問が湧いてくる。アメリカと日本の有病率の差は、疾患そのものの真の発生率の差なのだろうか。それとも、アメリカ人が精神科医療を積極的に（時に過剰なほどに）活用するのに対して、日本人にとってはまだまだ精神科の敷居が高く、おいそれと受診しないからだろうか。多くのメンタルクリニックが存在する都市部はまだしも田園地帯や山間部の医療過疎地帯では、日帰りできる範囲に精神科の医療機関が存在しない地域が珍しくない。これらの統計は、精神疾患についてよりも、精神科医療システムに関して多くを語るデータとして読むべきなのかもしれない。

一般に、病気はその社会の歪みを示すインディケーターとして作用するが、とりわけ精神疾患はそのような色彩が強い。このことは本書において、今後くり返し現われてくるモチーフである。

精神疾患のイメージと情報の錯綜

統計数値をどのように解釈するにせよ、今日のわが国の社会において精神疾患がごくありふれた現象となっていることは間違いない。精神疾患ないし「心の病」は私たちの日常語彙のうちに座を占め、頻繁に話題とされるアイテムの一つとして定着している。しかし、そうした言葉のもつ意味や人々のイメージは、果たして明確な内容と輪郭をもって共有されているだろうか。

今日最も耳に慣れた精神疾患として、「うつ病」を挙げることができる。二〇一〇年の常用漢字表改定では、「鬱」という字が新たに加えられた。それほど人口に膾炙した言葉になっている「うつ病」についてすら、かなり大きな混乱が存在している。

たとえばある人は、うつ病は「心の風邪」であって誰でもかかることがあるものだという。一方では日本の高い自殺率の一因がうつ病であり、そのようにうつ病は自殺企図の危険を伴った重症疾患であるとされる。いったいどちらが正しいのか、どちらも正しいのだとすれば、二つの説の折り合いをどうつけたらいいのか？　近年よく話題にされる「新型」あるいは「現代型」うつ病についてはどう考えたらいいのだろうか？

別の例を挙げよう。「うつ病の患者を励ましてはいけない」あるいは「うつ病の患者に頑張れと言ってはいけない」という格言（?）は、かなり多くの人が聞かされてきたはずである。これは悩ましいススメである。病人を励ますのは人間としてごく自然な行為であるのに、うつ病ではそれは逆効果になりかねないという。それが本当なら、素人はたとえ善意からでもむやみに患者に近づいたり、声をかけたりするものではない。そんなふうに思い込まされている人は少なくないだろう。

この「格言」が誤解の産物であることは、あらためて述べる。むしろ驚くのは、こんな見当違いが長年にわたって修正されずに横行する現状についてである。うつ病に関してそうであるなら、もっと知られない疾患について、どれほどの無理解や誤解があることだろうか。

実際、精神疾患に対する無理解や誤解は決して過去のものではない。筆者の働く臨床の現場では、多くの会社から職員のメンタルヘルスに関するさまざまな相談が寄せられる。そのような機会に会社の上司や人事担当職員と話していると、その理解の深さや広がりには、会社により人によってきわめて大きなバラツキのあることが痛感される。多くのタフな上司にとって「精神疾患」は今なお本人の弱さの結果であり、キャリア形成上不適格の証明なのである。

こうした基本的な理解の偏りが修正されないまま、発信・交換される情報の量ばかりが年々増えていく。そのことがいっそうの混乱を招くとともに偏見を助長する場合すらある。混乱の狭間にとり残されて困惑するのが、患者と家族であることは言うまでもない。

2. 難しさの歴史

精神疾患はなぜこれほどまでに理解されにくく、これに関する情報が錯綜しやすいのだろうか。その事情を、歴史の流れを振り返りながら考えてみよう。

精神現象の不可視性――「目に見えない」難しさ

病変が目に見えないということは、精神疾患の基本的な特徴であり、難しさでもある。

身体医療の場合、ケガ（外傷）や皮膚疾患なら病変は一目瞭然である。内臓疾患では、病変そのものを肉眼で見ることは難しいが、皮膚や外表に特有の変化が起きることは少なくない。また内視鏡や画像診断など近年の医療技術のめざましい進歩によって、体内の病変を「見る」ことも可能になってきた。視覚化になじまないものでも、高血圧なら血圧値、糖尿病なら血糖値といった数字の形で機能的な病変がデータ化されることにより、これまた具体的で可視的なイメージを結ぶことができる。

しかし精神現象はそうはいかない。胃カメラに映る潰瘍があるわけでもなく、血液検査で確認されるマーカーの異常があるわけでもない。画像診断や近赤外線検査などが精神疾患に伴う脳の変化に肉薄しつつあるとはいえ、確かな所見にはまだ手が届かない。精神疾患の場合でも、表情や態度、情動の変化に伴う自律神経症状、行動の変容などが観察可能なデータを与えてはくれるものの、ことの本質は心のうちに秘められ、内心の苦悶や葛藤はあくまで本人にしかわからない。そこに根本的な難しさがあり、「目で見なければ信じない」タイプの人間に精神疾患はどこか怪しげに映るのであろう。

実証科学の見方・考え方に慣らされた（少なくとも自分ではそう思っている）今日の我々は、総体として「目で見なければ信じない」傾向をもっている。「電波」という目に見えない実在や高空の彼方を飛ぶ人工衛星が、我々の生活を細部に至るまで支配している状況はその意味で皮肉なものであるが、電波にせよ人工衛星にせよ「実証」を鉄則とする近代自然科学の産物として生まれてきた、測定可能な実体である。これと対照的に物理的にはどうやっても捕捉することのできない「精神」を論じることは、そもそも現代人の得意とする領域ではないのかもしれない。

一方我々の太古の祖先たちは「目で見て信じる」ばかりでなく、「信じるものを心の目で見る」能力に長けていたようである。近代科学に曝される以前の人間の素朴な心性において、人間に限らずすべてのものの背後に、そのものの存在を成り立たせる個別の霊アニマ anima が存在すると考える傾向が広く認められるという。こうした心性のことをアニミズム animism と呼ぶ。

アニミズムの立場からすれば、疾患は一般に個々の病気のアニマが入り込むことによって生じる。肺炎は肺炎のアニマが起こし、糖尿病には糖尿病のアニマが存在するとすれば、アニマによって精神の変調が生じることは考えやすい。これはいわゆる憑依の考え方に通じるもので、日本にも狐憑き・犬神憑きといった例は広く知られていた。他の病気に対する合理的な説明が優勢となった後も、こと精神疾患についてアニミズム的な解釈が残存しがちであるのは、目に見えない精神現象にアニマの考え方が馴染みやすいからであろう。そしてアニミズムを総体として禁じられた現代人にとって、精神現象はかえって捉えどころのない不確かなものになっている。

憑依を含むアニミズムの心性は、近代科学の視点からすれば原始的な誤ったものの見方であり、克服すべき過去の残滓ということになる。ただ、アニミズム的な心性は人の心の古層に深く根を張っており、日頃は忘れていても思いがけない形で我々自身の思考や行動に影響を与えることがある。そのことの意味や功罪については、いずれあらためて考えてみたい。

「神聖病」とヒポクラテス

そのように目に見えない精神の変調を、一般の身体疾患と同様に「病気」と見なすことは、人類史の中で決して当たり前の出来事ではなかった。精神疾患が精神疾患として最終的に認知されたのは歴史的にはつい最近のこと――ヨーロッパ史では一九世紀に入ってからのことである。このあたりの事情は、そもそも「精神」をどう理解するかという大問題と関連しており、「精神」の意味づけに連動して「精神疾患」の位置づけも大きく揺れてきたのである。

　こうした意味合いでよく語られるのが「神聖病」のエピソードである。これは今日でいう「てんかん」のことであった。てんかんは大脳皮質の電気活動の異常によって起きる発作性疾患であるが、その本態が解明されたのはベルガー（Berger, H.）が一九二四年に脳波検査法を発明して以後のことであり、それまでは謎に包まれた病気であった。

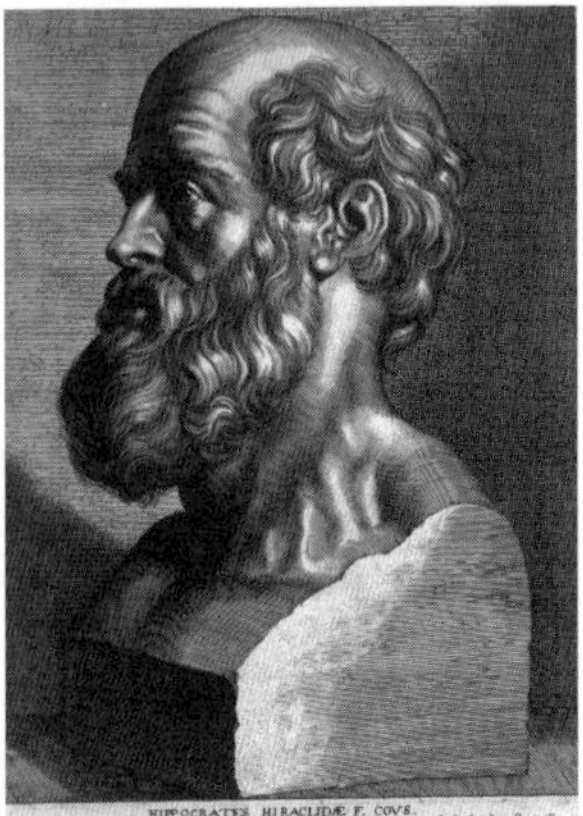

図1-5　ヒポクラテス

　てんかんでは、ごく普通に生活している人間が突然の発作に襲われて、けいれんその他の激しい症状を起こすが、発作が終わればまた何事もなかったように生活動作に戻る。突然で一過性の激しい変貌ぶりから、洋の東西を問わず「憑きもの」と見なされることが多かった。「汚れた霊」の仕業と解釈された様子が聖書にも見えるが、古代ギリシアの一部で逆に神聖な霊によるものとされた例がある。その結果として患者の処遇が向上したわけではなく、かえって宗教的に利用され苦しめられた形跡があるという。

　このようなてんかんの扱いに対して真っ向から反対を唱えたとされるのが、ヒポクラテス（Ιπποκράτης）である（図1－5）。ヒポクラテスは、紀元前四〇〇年前後にギリシアのコス島を中心として活躍した医学者で、体液説を骨子とする独自の病理学説に加え、「ヒポクラテスの誓い」と呼ばれる倫理綱領で知られ、ヨーロッパ世界では「医学の父」として崇敬されている。

　ヒポクラテスはてんかんを神聖病とする見方を明確に否定し、それがひとつの疾患であって神聖でもなければ汚れてもおらず、患者は宗教的な特別扱いの代わりに治療を与えられるべきであることを明確に述べた。医学そのものがまだ黎明期にあったこの時代に、このように喝破した炯眼は驚くべきものである。同時にこのことは、前述のアニミズムに対する科学的疾病観の勝利に向けた第一歩として語られる。ただしそれは最初の一歩に過ぎず、それが多くの人々の共通理解となるまでには、その後二千年以上の歳月を要した。

心理主義と身体主義——精神に向けての二つのアプローチ

ギリシア・ローマの古典古代に続くヨーロッパ中世の時代、精神現象に関する解釈の公準を与えたのは、カトリック教会であった。カトリック教会の最大の関心事は、人の魂の救いにある。救いに導く神の霊と、滅びを招く悪魔の働きが、人に対する支配権を争う場が精神の座である。そこにあるのは救いか滅びかの二者択一であり、健康か病気かのそれではない。身体の悪しき状態が病気であるならば、精神の悪しき状態は罪と滅びであろう。「精神が病気にかかる」という言明はいわばカテゴリー違いであり、原理的にあり得ないことになる。

少々乱暴な要約ながら「精神」に関するこのような理解が根底にあり、長い中世の期間をとおしてヨーロッパの学芸一般が停滞した事情も手伝って、「精神の医学」という観点からは見るべき進展に乏しい時代が長く続いた。その一方、ベルギーのゲールでは精神障害を抱えた巡礼者を受け容れ、家庭で世話をするシステムが成立し、治療共同体のさきがけとして今日まで続いている。

そもそも精神疾患に関しては、これを身体疾患と同様に身体的健康の破綻として位置づける立場と、身体と対立する独自の領域である精神の変調としてとらえる立場とが、人類史のほぼ全長にわたって拮抗関係を続けてきた。ここでは前者を身体主義、後者を心理主義と呼ぶことにしよう。この類型を用いるなら、先に述べた素朴なアニミズムは心理主義の原型とみることができ、ヒポクラテスはこれに対する身体主義の最初の提唱者であったといえる。そして中世カトリシズムはアニミズムとは違う形ではあれ、ある種の心理主義に立つものとしてヨーロッパ世界を長く支配した。やがてルネサンスに始まる近代科学の勃興とともに身体主義が徐々に力を増し、近代的な精神医学への準備が整っていくことになる。

降って一九世紀末、ドイツの精神医学者グリージンガー（Griesinger, W.）はその著書の中で「精神疾患は脳病である」と高らかに宣言した。この有名な言葉は近代の身体主義を象徴するとともに、勃興しつつあったドイツ精神医学の旗印となった。クレペリン（Kraepelin, E.）はこれを継承しつつ大きく発展させ、精神疾患の近代的な分類体系を構築した。前述のベルガーの脳波検査法開発とてんかん学の進歩も、このような流れの中に位置づけることができる。

一方、フランスのシャルコー（Charcot, J. -M.）らは心理学的な手法で神経症を詳しく研究し、その影響のもとにフロイト（Freud, S.）が精神分析を創始した。フロイト自身は身体医学と精神医学の統合を目指していたが、精神分析はヨーロッパ各地やアメリカで心理主義の新たな波を生み出し、広く各界に影響を与えた。

このように身体主義と心理主義は互いに拮抗し合いながら発展し、数世紀単位で揺れ戻しては揺れ返す大きなうねりとともに精神医学の歴史を作り出してきた。人の精神活動が、一面から見れば脳という臓器の活動の所産であることは間違いない。一方では、意味を求め言葉によってコミュニケートする人間の活動が、臓器の生理的な活動の総和を超えたメタフィジカルな側面をもつことも、また否定しがたい事実である。こうした両義性に精神現象の難しさと魅力をみることができるだろう。両側面を統合して精神現象の包括的な理解に達することは、精神の科学の遠い目標として未来に託されている。

3. 何をもって「病気」とするか

正常と異常——「異常」とは何か

正常と異常をどのように判別するのか、そもそも人の精神活動に関して正常と異常の区別がどのように可能なのか、しばしば問われるところである。精神科病院において重症ケースの治療にあたっている医師であれば、「実際に見ればわかる」とあっさり答えるかもしれない。激しい興奮や極度の憂鬱、支離滅裂な思考・言動など、重い精神症状のもたらす苦痛の大きさや生活機能の低下は、治療と援助の必要性を直ちに理解させるに足るものである。

しかし今日のメンタルヘルス問題を膨らませている主な要因は、もっと軽症の疾患が増大しているところにある。境界線上にあるケースをめぐって健康と病気との間の線引きが論議されることも多い。基準を曖昧にしたままで「正常」と「異常」の線引きを行うなら、恣意的な評価を医学の権威のもとに正当化することになりかねないし、それは歴史の中で現実に起きたことでもあった。

正常と異常の判別基準として、量的・統計学的な手法は誰しも思いつく。何らかの特性に着目し、それが平均値から望ましくない方向へ著しく偏る場合に「異常」とするやり方で、一般医学における検査所見の大半はこの方法で正常範囲が設定されている。しかし精神医学の場合、ほとんどの症状は数値化することになじまない。症状の程度を擬似的に数字で表わすことはできても、内的な体験に関わる困難や苦痛そのものを定量化することはできないし、それを反映する生化学的なマーカーも見出されていない。

知能指数によって知的障害を判定するのは、統計学的手法の適用例であるが、どこに境界線を引くかという難問は依然として残る。ＩＱ（intelligence quotient; 知能指数）70をカットオフラインとすることが多いが、なぜ69でも71でもなく70なのかという問いに対して理論的な正解は存在しない。知的障害のためにその人の適応が妨げられ、援助が必要であることを前提とした場合、どこにラインを引けば援助の必要な人を適切に拾い出すことができるか、そうした実践的な目的で便宜的に設けられたカットオフラインがＩＱ70なのである。

一般に、診断や検査がこのように実践的な目的で行われていることには、もっと注意が向けられてよいだろう。援助の要否と無関係に論理的な要請から「異常」と判定するのでは、スティグマ、すなわち悪しきレッテルの付与を助長するばかりで何の益もない。身体的な検査所見にしても、正常範囲を外れる場合に病気の可能性や将来病気にかかる危険性が高くなることが問題なのであり、特に病的な意義がないなら検査値がどれほど標準を外れていようといっこうに差し支えはないのである。

そこで我々の関心は、そうした「異常」によって本人にどれほどの苦痛や不都合が生じているかという実践的なポイントに戻ってくる。一方では先に述べたように、入院を要するような重症のため本人の苦痛が一見明らかな場合がある。他方では第四章で紹介する限局性恐怖症のように、理論的にはある種の「異常」であり潜在的な有病率も高いものの、多くの人々が自前で困難を回避し苦痛を感じていないため、臨床上の問題にならないものもある。後者をことさら病気扱いする理由がないことは言うまでもない。

事情を複雑にするのは次章以下で述べるように、患者自身が苦悩を訴えることのできない精神疾患が多々あることである。統合失調症で病識を欠く場合はその典型であり、躁病もこれに近い。神経性無食欲症やアルコール依存症では、特有の「否認」の病理のために患者自身が医療的関与を拒否することが多い。こうした場合には本人の意志に反してでも周囲が医療の要否を決定せねばならず、「異常」の判断を他人に委ねるほかないこととなる。

「異常とは何か」という素朴な問いは、このとおり思いのほか難問であり、これに正面からとりくむことが必ずしも生産的とは限らない。各疾患の特徴や現に採用されている判断基準を学びつつ、どこにどのような線を引くことが患者の真の利益になるのかを、個別に見極めていくほかはなさそうである。

診断と診断基準

　前項の問題と密接に関わることとして、診断基準の問題が挙げられる。あるケースを病気と診断するためには、その判断の根拠となる診断基準が必要である。ところが精神医学の領域では二〇世紀の半ばを過ぎてもなお、国際的に共有された診断基準が存在しなかった。国・文化領域・学派などによって診断のバラツキが大きく、それが情報共有や学問的進歩の妨げとなっていた。

　こうした状況を一変させたのが、ＤＳＭとＩＣＤである。ＤＳＭは*Diagnostic and Statistical Manual of Mental Disorders*（「精神疾患の診断・統計マニュアル」）の略称で、アメリカ精神医学会が発行したものであり、二〇一三年発行の第五版すなわちＤＳＭ－5が現在用いられている。一方ＩＣＤは*International Classification of Diseases*（「国際疾患分類」）の略称で、ＷＨＯが発行したあらゆる疾患についての診断基準集成である。一九九〇年発行のＩＣＤ－10では、第五章が「精神と行動の障害」にあてられていたが、二〇一八年にＩＣＤ－11が発表され移行の途上にある。

　この両者はそれぞれの主な使用目的（ＤＳＭは研究、ＩＣＤは保健実務）を反映した編集方針の違いはあるものの、分類の基本的な考え方は共通しており、ＤＳＭ－Ⅲの発行・改訂された一九八〇年代頃から世界的に広く使われるようになった。これらの浸透とともに、精神疾患の克服に向けて国際的に協力していく態勢が次第に整いつつあるのは、喜ぶべきことである。

しかし、そこにはまた別の問題もある。特にＤＳＭはその編集にあたって操作的基準を採用するとともに、疾患の原因よりも症状を重視した基準とする立場を明らかにした。操作的operationalとはいわゆるマニュアル方式のことで、疾患ごとに数項目の基準を示し、該当項目が一定数を満たすならばその病気と診断するといった具合に、診断ステップが明示されている。従来の精神科臨床において、熟練者の経験や直感が重視されていたことに対する反省に立つものである。

また原因より症状を重視するのは、精神疾患の多くのものは原因が未解明であり、原因論を診断にもちこむならば不毛な議論に陥る危険があるためと説明される。結核を例にとるならば、病気の原因となる結核菌は同時に診断上の鍵でもあって、結核菌の存在が患者の体内に証明されることが診断の必要十分な条件であるが、精神疾患では結核菌に相当する「原因」が発見されていないか、病気の性質上そもそも「原因」を決定し得ないということであろう。

　こうした原則を導入することにより、ＤＳＭは経験の多寡や学派の違いを超えて広く使用できるものとなった。しかし一方では、こうした流れに対してさまざまな批判もある。ＤＳＭやＩＣＤは症状に従って病気を仕分けているに過ぎず、真の意味で診断しているとはいえないといった本質論から、ＤＳＭ導入以来、医師の物の見方が平板・表層的になり診療の質が低下しているといった指摘、さらにはＤＳＭによって新しい診断カテゴリーが作り出されることで精神疾患と診断される者の数が増え、そのことが医薬品産業を不当に利しているといった指弾など、批判の内容は多彩である。

　わが国の場合、日本の社会における実証研究から日本人にふさわしい診断基準を積み上げるのでなく、欧米で作成された診断基準の方に日本人の精神病理をあてはめているといった批判も、付け加えることができるだろう。わが国のメディア上を往来する複雑難解な用語の過半は、英語で作成されたＤＳＭの基準を翻訳したものであり、アメリカでＤＳＭが改訂されるたびにわが国で使われる用語も大幅に変更を余儀なくされる現実がある。

精神医学の難しさには、ほかにもさまざまな側面がある。地域性と歴史性の問題、個人病理と社会病理の関係、遺伝と環境の関わり、客観的な因果関係と主観的な了解連関の問題など、数え上げればきりがない。しかしそれらは難しさであると同時に、精神現象の豊かさを示すものでもある。

以下の章では、個々の疾患に順次焦点を合わせながら、難しさと背中合わせの豊かさについて見ていくことにしよう。

参考文献・URL

▼『我が国の精神保健福祉　平成二十三年度版　精神保健福祉ハンドブック』太陽美術（二〇一一）
下記サイトよりダウンロード可：https://www.ncnp.go.jp/mental-health/information/03.html
▼兼本浩祐『精神科医はそのときどう考えるか　ケースからひもとく診療のプロセス』医学書院（二〇一八）
▼ヒポクラテス（著）小川政恭（訳）『古い医術について』岩波文庫（一九六三）
▼橋本明『「治療の場所」の歴史』六花出版（二〇二〇）
▼W・グリージンガー（著）小俣和一郎他（訳）『精神病の病理と治療』東京大学出版会（二〇〇八）
▼融道男他（訳）『ICD-10　精神および行動の障害　臨床記述と診断ガイドライン』新訂版、医学書院（二〇〇五）
▼日本精神神経学会（監修）『DSM-5　精神疾患の診断・統計マニュアル』医学書院（二〇一四）
▼J・パリス（著）村上雅昭（訳）『現代精神医学を迷路に追い込んだ過剰診断　人生のあらゆる不幸に診断名をつけるDSMの罪』星和書店（二〇一七）

◉第二章 うつ病
時代の病の虚像と実像

1．うつ病の過去と現在

「うつ」の時代？

前章でも触れたとおり、うつ病は毎日の生活の中でとりわけ語られることの多い精神疾患である。これは全世界的な現象であり、ＷＨＯの推計によれば二〇一五年現在、三億二千万人あまりがうつ病に苦しんでいるという。この数字は同時期のアメリカ合衆国の全人口に匹敵し、世界の総人口の二％を超えている。同じ時期の世界のがん患者数（二千八百十万人、二〇一八年）、認知症患者数（四千六百八十万人、二〇一五年）と比較しても、いかにうつ病の罹患者が多いかがわかる。同じくＷＨＯの推計によれば、ＤＡＬＹ値（前章参照）の大きさでみた上位二十疾患中七疾患が精神疾患であり、その筆頭が三位のうつ病である（表2―1、後述する双極性障害は同十二位）。

そのような中にあって、わが国のうつ病患者数の人口割合は決して多い方ではない。むしろ世界的にはうつ病の少ない地域に属するが、それでも二〇一四年現在で全国に約百十万人の患者が存在するものと推定される。図2―1に示すとおり、うつ病の患者数は過去二十年間に三倍近くに増加しており、「うつ病が年々増加している」という一般的な印象を裏づけるものとなっている。

前章でも述べたように、この種の数字は精神科医療機関の動向、たとえば都市部を中心とする診療所（クリニッ

1	難聴
2	目の屈折異常
3	うつ病*
4	白内障
5	不慮の事故
6	骨関節炎
7	アルコール依存・乱用*
8	不適切な人工流産および産褥敗血症による不妊
9	黄斑部変性
10	慢性閉塞性肺疾患
11	虚血性心疾患
12	双極性障害*
13	喘息
14	統合失調症*
15	緑内障
16	アルツハイマー病とその他の認知症*
17	パニック障害*
18	脳血管疾患
19	リウマチ性関節炎
20	薬物依存・乱用*

表2-1　DALY値で見た世界の主要疾患（*が精神疾患。*The World Disability Report*, World Health Organization and the World Bank, 2011より）

ク）の増加を反映している可能性があり、うつ病の実質的な増加だけで説明できるかどうかは疑う余地がある。さらには、後で述べるような診断基準の問題もある。従って、三倍という数字を鵜呑みにはできないが、それでも近年うつ病が相当なペースで増加してきたことは間違いない。そしてそれは日本の社会におけるストレス状況の深刻化を示すものであるというのが、暗黙の共通認識になっているのではないだろうか。

確かにうつ病は、昨今の過酷な職場事情に由来する勤労者のストレスや、老老介護に

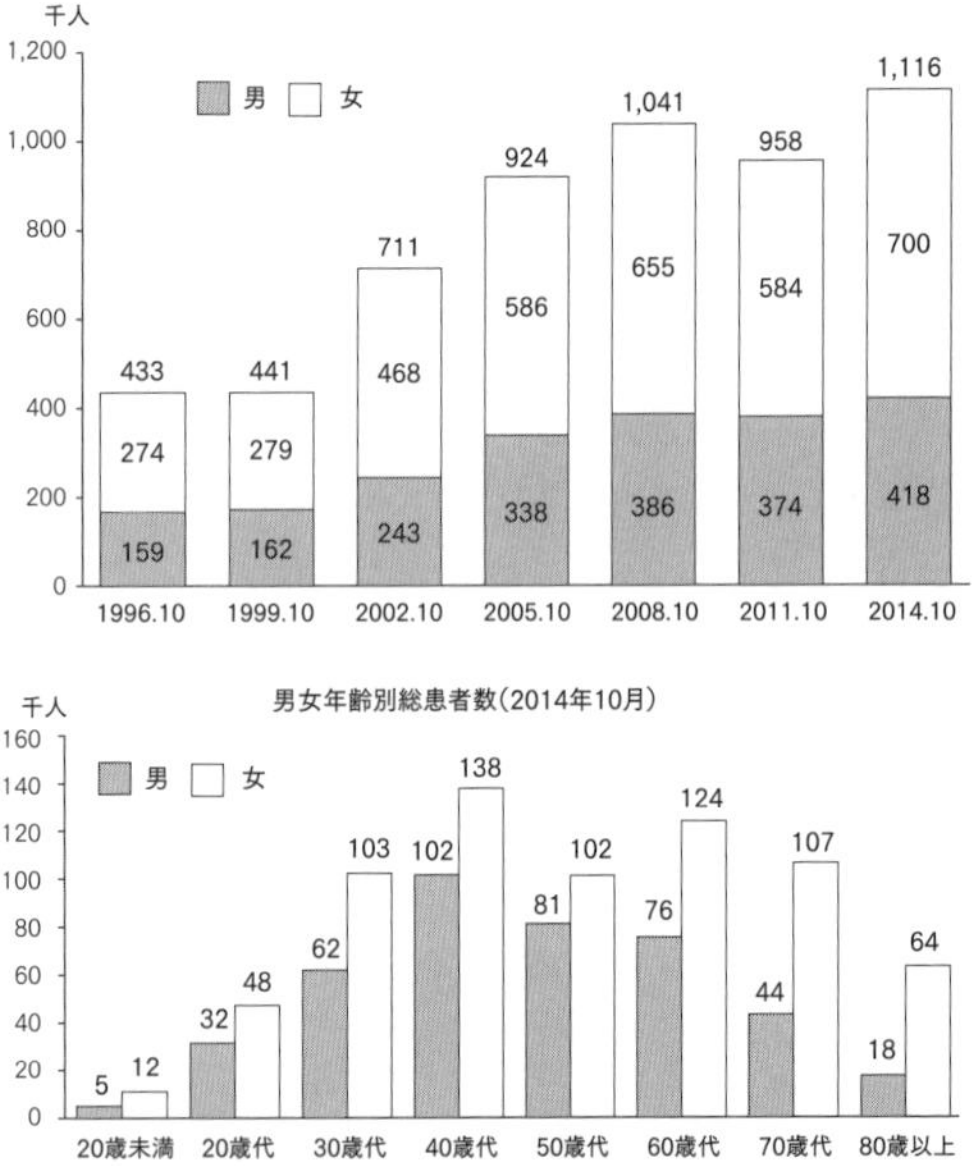

注）「気分［感情］障害（躁うつ病を含む）」（ICD-10:F30-F39）の総患者数であり、うつ病及び躁うつ病（双極性障害）の患者が中心。総患者数とは調査日に医療施設に行っていないが継続的に医療を受けている者を含めた患者数（総患者数＝入院患者数＋初診外来患者数＋再診外来患者数×平均診療間隔×調査係数（6/7））。2011年調査は東日本大震災の影響により宮城県（2008年1.6万人）のうちの石巻医療圏、気仙沼医療圏及び福島県（2008年1.9万人）を除いた数値である。

図2-1　うつ病・躁うつ病の総患者数（資料：厚生労働省「患者調査」）

象徴される家庭内外のストレス、震災被災地における被災住民のストレスなど、ストレス状況を背景として多発している。また、うつ病の経過中には常に自殺の危険があることもよく知られるとおりである。一九九八年以来十五年間にわたって日本人の自殺率が異常な高値を示した背景にもうつ病の増加が指摘され、うつ病対策は自殺予防の観点からも喫緊のテーマとされてきたが、これも日本の社会のストレス状況を反映するものと解釈される。

このようにストレスとうつ病の関係は一見明白なようであるが、実は事情はそれほど単純ではない。「うつ病＝ストレス病」という図式は部分的には正しいが、それだけでうつ病全体を説明するのは無理がある。ところが現実にはこの図式が一面的に喧伝され、それが混乱を引き起こしている面も見逃せない。うつ病をバランス良く理解することを目ざし、まずは簡単に歴史を振り返ってみることにしよう。

古い来歴——メランコリアとマニア

現代病の典型のように思われがちのうつ病であるが、その起源は非常に古く、おそらくは人類史のはじめから人々を悩ませてきた。精神活動を脳機能の表れと考えるにせよ心理的な方面から考えるにせよ、質的・量的な疲弊によって抑うつ症状が生じることは病理として考えやすい。そして実際に、うつ病が古い時代から人の注意を引いてきた証拠も存在している。

たとえば「メランコリー(melancholy)」という言葉がある。手許の辞書では「憂うつ、ふさぎ込み」という訳語が与えられ、メランコリックという形容詞とともに日本語にも定着している。実はこの言葉と概念は遠く古代ギリシアに起源があり、前章にも登場したヒポクラテスがこれを扱っているのである。

ヒポクラテスの病理理論は体液病理説とも呼ばれ、人体を構成する四種類の体液の均衡/不均衡によって健康と病気を説明しようとするものだった(表2-2、図2-2)。四種類とは、血液・粘液・黄胆汁・黒胆汁であり、それぞれが「地・水・火・風」の四要因(四大)

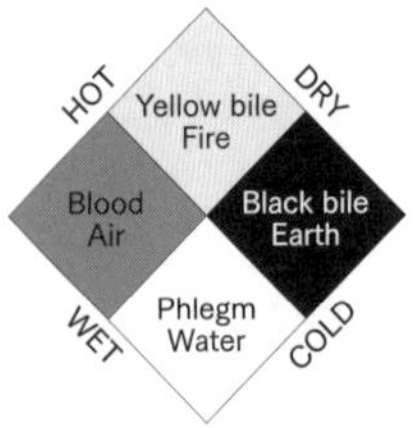

図2-2　ヒポクラテスの四体液説

	火 (熱)	土 (冷)
水 (湿潤)	血液 (心臓)	粘液 (脳)
風 (乾燥)	黄胆汁 (肝臓)	黒胆汁 (脾臓)

多血質→活発
粘液質→冷静
胆汁質→気むずかしい
黒胆汁質→悩みがち(憂鬱質)
黒胆汁を意味するmelancholiaが「メランコリー」の語源となった。

表2-2　ヒポクラテスの体液病理説

とそれが表す特性、さらには人の体質・気質と結びついているとされる。中でも「冷・乾」の特性を表す黒胆汁は神経質な性格を生ずるもので、精神の変調や錯乱と関連が深いものと考えられた。この黒胆汁を表すギリシア語melancholiaから「メランコリー」という言葉が生まれたのである。

　ヒポクラテスの体液病理説は、中世のヨーロッパでは大いに尊重された。現代人の感覚からはいかにも思弁的で根拠薄弱であるが、多様な現象の中に類型と秩序を見いだそうとする姿勢の内に、後世の科学的精神の萌芽を見ることもできそうである。そして「メランコリー」は次第に黒胆汁やヒポクラテスとの連想から解き放たれ、今日の「うつ病」に相当する意味合いで用いられるようになった。

　図2−3に示すのは、ヒポクラテスから二千年近くも下った一六世紀冒頭、ルネサンス期の画家としてドイツで活躍したデューラーの代表作で、そのタイトルもまさしく「メランコリア」である。

　右手に座り込んでいるのはまぎれもなく天使のようだが、およそ天使らしい輝きは見るべくもない。翼はぐったりとしおれ、頬杖をついて元気がなく、投げやりな様子で座り込んでいる。影に覆われて判然としない表情の中で、左眼の白目部分だけが妙に鮮やかに光を反射し、こもった怒りを発散している。「鬱憤」という言葉は「うつ」と「怒り」の合成語であることが想起される。

天使の表情からは「苦虫をかみつぶしたような」という表現が思い浮かび、先にヒポクラテスがメランコリアと関連づけた（黒）胆汁が強い苦みをもつことを連想させる。奥には小さな天使が相似形でうなだれ、画面のあちこちに占星術のシンボル等さまざまな呪術的要素が描きこまれて、当時の「うつ病」理解を暗示するようである。

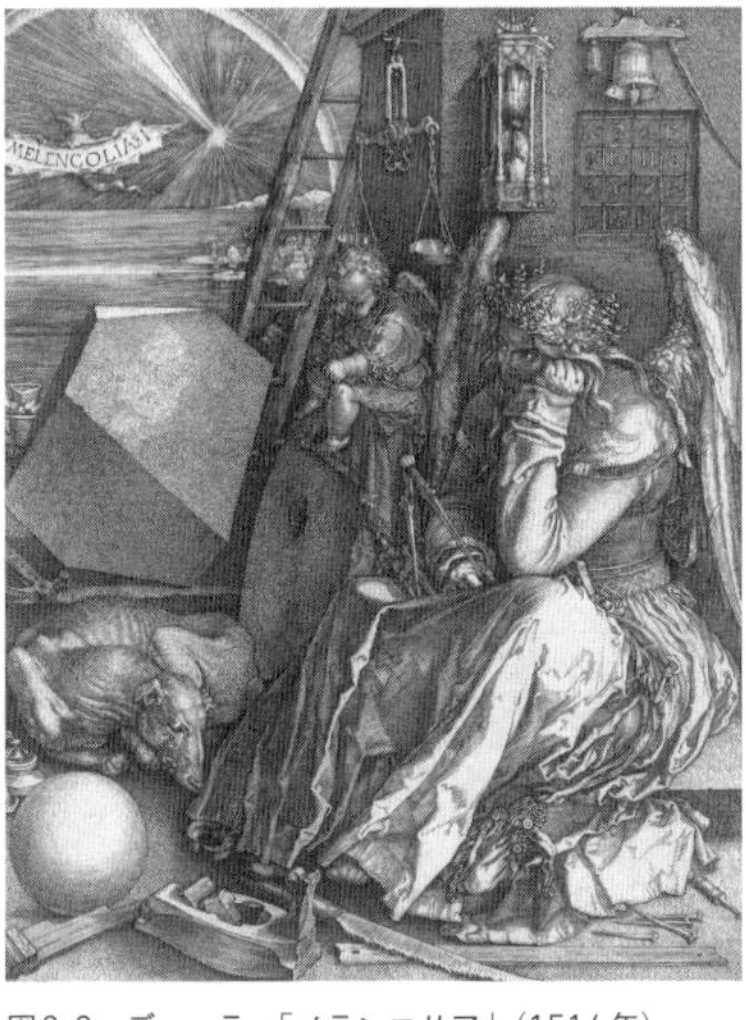

図2-3　デューラー「メランコリア」（1514年）

うつ（うつ病）は現代の英語ではdepressionと呼ばれる。精神疾患の近代的な分類体系の基礎を築いたドイツのクレペリンが、躁うつ病をＭＤＩ（Manisch-Depressive Irresein）と呼んだあたりからdepressionの名称が定着してきたが、メランコリアという言葉も本格的な抑うつ状態を表す言葉として、現在でも用いられることがある。

一方、うつとは正反対の病像である躁病もまた古い時代から、うつ病以上に人々の注目を集めてきた。これまた言葉の中にその痕跡が残っている。というのも、英語をはじめとするヨーロッパ語で躁のことをmaniaと呼ぶが、これまたもともとギリシア語のマニアから来ているのである。そして古代ギリシア語のマニアは、躁状態を表すとともに「狂気」一般を指す言葉でもあった。この用法は現代の英語に残っており、たとえば「megalomania（誇大妄想狂）」「bibliomania（蔵書狂）」といった具合に「-mania」という言葉が数多く存在する。

ちなみに、わが国で昔から使われてきた言葉としては、ここに出てきた「狂」の由来が古い。平安時代中期の一〇世紀前半に編纂された辞書『和名類聚抄』には、発作性疾患を表す「癲《てん》」と了解不能の言動を示す病態を表す「狂」の二つが、精神の変調に相当する言葉として挙げられている。かつて精神病院が「癲狂院《てんきょういん》」などと呼ばれたのは、こうした由来を踏まえてのものだった。今日では「狂」の字を精神疾患に充てることは憚られるが、かつては西洋におけるmaniaやmelancholia同様、その時代の人々が精神病理を理解するためのキーコンセプトだったのである。

2. うつ病と双極性障害

うつ病（抑うつエピソード）の症状と診断

さて、現代に目を移そう。まずは下記の架空の症例を見ていただきたい。

【症例A】

四十九歳女性。もともと責任感が強く、控えめだが明るい性格。大学卒業の二年後に結婚し、会社人間の夫を二十五年間支え続けながら一男一女を育てた。努力の甲斐あって夫は管理職から役員に登用された。長女は縁談がまとまり、長男は志望の大学に進んで、周囲から羨まれる生活である。子どもが手を離れたのをきっかけに、習い事やボランティアを始め、充実した生活を送っている。

夏までは元気だったが、秋口から頭重感、めまい、便秘など体調不良を覚えるようになり、食欲が落ちた。夜は二、三時間眠ると目が覚め、あとは明け方までうつらうつらしている。起床時の爽やかさがなく家事が苦痛で、特に午前中は作業がはかどらない。

十一月に長女がめでたく結婚した。式が終わって落ち着いた頃から急に自分が老け込んだような気がしてきた。過去の失敗や後悔が頭の中をぐるぐる回り、自分などはいない方が皆のためではないかと思う。体重が三ヶ月で六キログラム減った。何事も億劫で習い事やボランティアにも行く気が起きず、何を食べても味気なく砂をかむような感じがする。何不自由のない生活なのに、こんな思いで過ごしては罰《ばち》あたりではないかと自分を責めてしまう。テレビを見ても楽しめず、ぼんやりしてドラマの筋が終えない。突然涙が流れてきたり、むやみにいらいらしてじっと座っていられなかったりすることがある。

十二月に入って状態がさらに悪くなり、朝ベッドから起きあがることができなくなった。見かねた夫に同伴されて来院した。

以上は、うつ病の典型的な一例を示すものである。話を聞けば誰しもうつ病を疑うだろうが、これを診断する医師は一定の診断基準に基づいて診断を行うことになる。そうした場合に用いられる診断基準の代表例が前章で触れたＤＳＭである。

ＤＳＭは二〇一三年に約二十年ぶりの大改訂が行われ、従来のＤＳＭ－Ⅳに代わって

ＤＳＭ－５が用いられるようになった。多くの疾患の分類や診断基準が変更される中で、うつ病の診断基準（正確には抑うつ病エピソード、すなわちその時点で抑うつ状態にあることを診断する基準）に関してはほとんど変更がなく、安定した疾患概念となっていることを窺わせる。表２－３に示したとおり九つの項目が列挙され、「このうち五つ以上が同じ二週間の間に存在している」ことが診断の要件とされる。列挙方式はＤＳＭ全体を貫く大きな特徴であり、操作的と称される所以である。

症例Ａの経過を振り返りながら、各項目のあらましを見ていこう。

まず(1)の抑うつ気分。これはうつ病の中核症状ともいうべきもので、「気が沈む」「気がふさぐ」「落ち込む」などと表現される。「うつ気分」「憂うつ気分」ではなく「抑うつ気分」と呼ぶのは約束事であるが、「うつ病」というからには気分的な「うつ」のあることは必須とせねばならない。

この言葉の意味に注意しておきたい。次章で述べる統合失調症などと違って「うつ」は一見了解しやすく、「それなら自分にも覚えがある」と安易に考えがちである。しかし経験者の語るところによれば、抑うつ気分はそれほど単純なものではない。健康人が人生の中で経験する気分の落ち込みは、「入試に落ちた」「異性に振られた」など、何ら

以下の症状のうち5つ（またはそれ以上）が同じ2週間の間に存在し、病前の機能からの変化を起こしている。これらの症状のうち少なくとも1つは（1）抑うつ気分、または（2）興味または喜びの喪失である（注：明らかに他の医学的疾患に起因する症状は含まない）。 （1）その人自身の言葉（例：悲しみ、空虚感、または絶望を感じる）か、他者の観察（例：涙を流しているように見える）によって示される、ほとんど1日中、ほとんど毎日の抑うつ気分（注：子どもや青年では易怒的な気分もありうる）。 （2）ほとんど1日中、ほとんど毎日の、すべて、またはほとんどすべての活動における興味または喜びの著しい減退（その人の説明，または他者の観察によって示される）。 （3）食事療法をしていないのに、有意の体重減少、または体重増加（例：1ヵ月で体重の5％以上の変化）。またはほとんど毎日の食欲の減退または増加（注：子どもの場合、期待される体重増加がみられないことも考慮せよ）。 （4）ほとんど毎日の不眠または過眠。 （5）ほとんど毎日の精神運動焦燥または制止（他者によって観察可能で、ただ単に落ち着きがないとか、のろくなったという主観的感覚ではないもの）。 （6）ほとんど毎日の疲労感、または気力の減退。 （7）ほとんど毎日の無価値感、または過剰であるか不適切な罪責感（妄想的であることもある。単に自分をとがめること、または病気になったことに対する罪悪感ではない）。 （8）思考力や集中力の減退、または決断困難がほとんど毎日認められる（その人自身の言明による、または他者によって観察される）。 （9）死についての反復思考（死の恐怖だけではない）、特別な計画はないが反復的な自殺念慮、または自殺企図、または自殺するためのはっきりしとした計画。

表2-3　DSMによるうつ病の診断基準（DSM-5「抑うつエピソード」のA～EよりA。日本精神神経学会日本語版用語監修、髙橋三郎・大野裕監訳「DSM-5　精神疾患の分類と診断の手引」医学書院、2014年、p.90-91より）

かの失敗や挫折によって引き起こされることが多い。こうした挫折体験は、一時的には身もやせ細るほどの苦悩をもたらすが、時とともに癒やされ、長い年月の後には青春の一コマとして肯定的に振り返ることもあり得よう。苦悩もまた人生の一部であり、悲哀という感情を生き生きと体験しているともいえる。

これに対して、うつ病の抑うつ気分はそのような生き生きとした感情体験ではなく、喜怒哀楽の感情が作動しなくなり、気分が重苦しく停滞して凝り固まったようになるものである。その苦しさを強いて譬えるなら「悲哀感」が近いものであり、女性などでは涙もしばしば見られるために誤解されがちであるが、やはり健康な悲しみとは違う。かつてドイツのある精神医学者が、うつ病者の「悲哀不能」と表現したのもこのことで、悲哀すら生き生きと感じられない独特の感情の停滞が抑うつ気分である。

ついで(2)には、「すべての活動における興味・喜びの著しい減退」とある。翻訳調で読むと何か高尚なことを意味するかのように感じるが、そうではない。週末のゴルフ、毎夜の晩酌、ショッピング、韓流ドラマ鑑賞など、何であれその人がもともと楽しめたはずのことが楽しめなくなり、興味を失ってしまうことを広く指す。Ａの場合、習い事やボランティアへいく気が起きず、ものの味がわからなくなったことがこれにあたる。

以上の二項目は抑うつ状態の特徴の中核ともいうべきもので、多忙なプライマリーケアの現場などではこの二項目だけに絞った問診法も推奨される。身体症状を主訴とした患者にもこの二項目は忘れずに訊き、どちらも「あり」の場合は直ちに専門医に紹介することによって、うつ病の早期診断・治療に役立てようとする考え方である。

(3)の体重減少は深刻な心身不調の表れである。「食欲不振」に通じるが、主観的な「食欲」について尋ねるよりも数字で確認する方がはっきりする。うつ病ではAもそうであったように、みるみる体重が激減することが珍しくない。健康人がダイエット目的で減量するときの困難とは対照的で、うつ病が心身全体を巻き込んだ不調であることがよくわかる。

比較的軽症のうつ病の場合に、活動性の低下とストレス性の過食の結果として逆に体重が増えるケースもあり、それが「あるいは(体重)増加」というカッコ書きの根拠であるが、うつ病の基本病理は体重減少と理解しておきたい。

(4)の不眠もまた重要な症状であり、うつ病では必発と言えるほど出現頻度が高い。うつ病では寝つきの悪さ(入眠困難)よりも、夜半や明け方に目が覚めてしまうもの(中途覚醒/早朝覚醒)が特徴的とされるが、実際にはさまざまな型の不眠が見られるようである。

睡眠は食事と並ぶ基本的な健康の土台であり、その睡眠が十分に取れないと心身の健康は加速度的に悪化する。体は疲れていて眠りたいはずなのに、眠ることができないという逆説的な状態は、赤すれすれの黄信号であり、直ちに受診を要する警告信号である。

うつ病のために気力が低下して床から出ることができず、一日うつらうつらして過ごすために見かけの睡眠時間が伸びる場合や、過眠性のうつ病といった病態も知られてはいるものの、体重減少と同じく不眠がうつ病の基本病理と理解したい。成人集団を不眠のある群とない群に分けて長年追跡したアメリカの研究で、不眠のある群においてその後のうつ病の発生率が有意に高かったとの結果が報告されており、不眠がうつ病の発生に関連しているのではないかとの疑いももたれている。

⑸の「精神運動psychomotor」は耳慣れない言葉であるが、ここでは精神活動全般をイメージしておけばよい。精神活動を車の走行に譬えるとすれば、制止inhibitionは車にブレーキがかかって低速走行を強いられている状態に相当する。精神活動の低速走行は、主観的には「考えが進まない」「作業がはかどらない」といった訴えに示され、客観的には作業速度や作業の質の低下となって現れる。⑻の「思考力・集中力・決断力の低下」は、ほぼ同じ事態をやや別の角度から見たものとも言える。

制止（抑制とも訳される）症状は、問診の際には「口数が少ない」「声がか細い」「返事に時間がかかる」などの徴候として表れる。制止が強いとほとんど答えが返ってこず、うなだれて黙り込んだままになってしまうこともある。

(6)の「疲れやすい、気力が出ない」は理解しやすいものであるが、(7)の「無価値感、過剰な罪責感」は注意が必要である。無価値感は「自分は何の役にも立っていない」「自分などいなくても同じ」というものである。どんな病気であれ、心身の不調に陥った人はそのように考えがちなので、つい見過ごしがちであるが、うつ病の場合にはこれがとりわけ強く表れ、明らかに本人の責任ではないことに関してまでも、過剰に自分を責めることが多い。それは心身の不調に対する単純な反応ではなく、それ自体うつ病の症状と考えるべきものである。

こうした症状の表れとして、欧米のキリスト教文化圏では「自分は深い罪を犯し、神に呪われている」といった妄想が形成されることがあり、罪責妄想（罪業妄想）などと呼ばれてきた。日本人の場合には「末代までの恥を負ってしまい、二度と世間に顔向けできない」といった恥の文脈で語られるが、過剰に自分を責めるという病理構造は共通のものと考えられる。

うつ病は「心の風邪」などというキャッチフレーズもあり、ややもすると軽く考えられるきらいがあるが、重症例では妄想を形成するほどの深刻な事態であることを知っておきたい。うつ病に見られる妄想としては、罪責妄想のほかに貧困妄想（経済的な破滅を確信するもの）、心気妄想（不治の難病にかかり健康を取り戻せないと確信するもの）などが知られている。本格的な妄想に至らないまでも、その準備状態と言えるような認知の歪みは多くのうつ病患者の内にあることにも、注意が必要である。

(9)の「死についての思考」は今ではよく知られているだろう。これについて、メディアなどで「自殺願望」という言葉がよく使われるが、これは不適切であると筆者は考える。

うつ病の患者にとって、自殺は決して「願望」の対象ではない。うつ病の経過の中で多くはかなり早い時期から、「自分などはいない方が皆のためではないか」「いっそ死んでしまった方が自分も楽になれるのではないか」といった観念がちらちらと頭をかすめる。「こんなことを考えてはいけない」と振り払おうとしても、いつの間にか頭の一角に考えが忍び込み、住みついている。こういったあり方は強迫観念に近いものであり、願望とは言えない。うつ病患者は自殺マニアではないことを、この際確認しておきたい。「死」をめぐるこのようなとらわれについて、精神医学では「希死念慮」あるいは「自殺念慮」という言葉を使っている。これとても生硬な翻訳語であり、「希む」という字が含まれていて大差ないと言われそうだが、それが「願望」ではなくうつ病の症状であることを確認する意味でこの語を用いたい。

ついでながら、うつ病患者を「励ましてはいけない」あるいは「頑張れと言ってはいけない」という俗説について一言しておこう。これはもともと「むやみに叱咤激励すべきでない」という戒めが原型であった。うつ病の患者は経過の中でさんざん自分自身のふがいなさを責めてきている。ついに頑張りきれなくなって打ち明けたとき、「頑張れ」などとハッパをかけられたら、頑張れない自分がやはり悪いのだと自責を深め、自殺企図を誘発しかねないので注意せよ、そういう趣旨である。同じ「励ます」のでも、「つらいだろうが、必ず治る病気だと聞いている。後のことは心配せずゆっくり休め」といった共感的で穏やかなものなら大いに結構なのである。

DSMが列挙する九項目以外にも、うつ病の症状にはさまざまなものがある。特に、うつ病に伴ってさまざまな身体症状や身体の不調が生じることに注意したい。うつ病は単なる心の落ち込みではなく、心身全体にわたって生命機能が低下する深刻な病気なのである。

躁病（躁病エピソード）の症状と診断

うつ病のつらさは了解できるが、躁病はこれと反対に本人が爽快であるなら、治療の必要はないのではないかという質問をときどき受ける。しかしこれは大きな誤解である。

【症例B】

三十歳男性。一浪で入った大学では学業とサークル活動を楽しみ、目立たないが協調的な性格だった。卒業後に入った会社から一度転職し、現在の職場で六年目になる。慕っていた叔父が年初に急逝し、しばらく沈んだ様子だった。郷里での葬儀から戻った頃から声が大きく多弁になり、駄洒落を言って笑ったり仕事上のことで腹を立てたりする姿が見られるようになった。もともと酒好きではないのに、連日のように部下を誘って飲みに出て気前よくおごる。活動的だが仕事上のミスや不注意が増えてきた。周囲の懸念をよそに調子は上がる一方で、早朝から深夜まで働き、睡眠時間が三時間程度に減っているのに疲れた様子がない。周囲を叱りとばし上司にも何かと食ってかかるので、トラブルが起きるようになった。

ある日突然、退職して起業すると宣言し、趣意書を配って同僚らに出資を要求し始めた。趣意書には十億円規模のビジネスが派手な言葉で宣伝されているが、首尾一貫せず読んでも誰も理解できない。制止しようとした同僚と衝突して暴力をふるい、警察ざたになった。関係者と親族数人でなだめすかして精神科を受診させ、本人の意志によらない医療保護入院となった。

治療の結果、まもなく躁状態はおさまって退院したが、しばらくして抑うつ状態となり通院治療を続けている。

躁病エピソードについてもうつ病と同じく、ＤＳＭによる診断基準が存在するが、ここでは割愛する。躁病が単なる上機嫌ではなく病的な気分の昂揚であること、その結果として周囲に多大な迷惑をかけるばかりでなく自身の社会的信用を台無しにしてしまうこと、そうした言動が本来の性格とは無関係な病気の症状であることなどは、是非とも知っておきたい。こうした特徴を理解するならば、古代のギリシア人がメランコリア（うつ病）とあわせてマニア（躁病）に精神変調の典型を見た事情もうなずけるであろう。

うつ病と双極性障害の経過と特徴

以上に述べたうつ病と躁病の症状は、人の感情の持続的な調子が落ち込むもの（うつ病エピソード）と昂揚するもの（躁病エピソード）として対照的に理解できる。このうちの前者だけをくり返すものを「うつ病（うつ病性障害）」、経過の中で前者と後者がいずれも表れるものを「双極性障害」と呼ぶのが、ＤＳＭのスタンスである。理論的には躁病エピソードだけをくり返す単極性の「躁病」が存在しても良さそうであるが、躁病エピソードを示すケースはいずれうつ病エピソードを生じるもので、躁病エピソードを示すものはすべて双極性障害と考えて良いというのがＤＳＭの立場である（これには異論もある）。

うつ病と双極性障害は、ＤＳＭ−Ⅳでは「気分障害mood disorder」として一括されていたが、ＤＳＭ−５では別のカテゴリーに分けられた。というのも、詳しく見るならば両者はかなり違った特徴を示すからである（表２−４）。

	うつ病	双極性障害
発病危険率	10-15%	0.5-1.0%
男女比	女性に多い	男女差がない
初発年齢	青年期から中高年	10代後半〜20代前半
遺伝傾向	あまりない	強い
薬物療法	抗うつ薬が中心	気分安定薬が中心

表2-4　うつ病と双極性障害の比較

まず発病危険率（平均的な人が人生の中でその病気にかかる可能性）は、うつ病性障害が一〇～一五％ときわめて高いのに対して、双極性障害は〇・五～一・〇％と低い。性別に関しては、うつ病が女性において男性の約二倍の発病率であるのに対して、双極性障害では性差がない。またうつ病では遺伝傾向がさほど見られず、むしろストレス因との関係が深いのに対して、双極性障害はかなり強い遺伝傾向を示す。さらに治療薬に関しては、うつ病が抗うつ薬治療によく反応するのに対して、双極性障害では気分安定薬という別のカテゴリーの薬物が有効であることが知られるようになった。

そのように見ると、「発病頻度が高く、男性より女性に多いストレス依存性のうつ病」と「頻度が低く男女差のない、遺伝性の強い双極性障害」を別の病気とすべきだという主張も、頷けるであろう。最近では特に双極性障害の亜型がいろいろと報告され、これらを一連の連続事象であるスペクトラムとして認識すべきであるとの主張が強まり、ＤＳＭ-5はこの考え方を採用した。

なお、ＷＨＯはうつ病エピソードに陥った患者のうち約八五％が回復できること、しかし再発の危険もまた小さくないことを指摘している。双極性障害の場合、病相反復の危険はさらに大きく、気分安定薬を長期的に服用するなどして適切に予防する必要がある。

3. うつ病概念の変遷と治療論

クレペリンの躁うつ病概念

先に述べたとおり、躁とうつのイメージの起源は少なくとも古代まで遡ることができるが、うつ病や躁うつ病が疾患概念として成立したのは意外に新しい。疾患概念の形成作業は今日なお進行中とも言えるが、ともかくも現在見るような形でこれらの疾患が定式化されたのは、一九世紀の終わりから二〇世紀初頭にかけてのことである。その功績は通常、ドイツの精神医学者エミール・クレペリンに帰せられる（図2−4）。

クレペリンは、先人たちの業績を集大成して精神疾患の近代的な診断体系の基礎を置いた。中でもいわゆる内因精神病を早発性痴呆（現在の統合失調症）と躁うつ病の二つに大別したことが、その後の疾患分類の不動の基礎を為すものとなった。

内因とは疾患の原因に関する概念で、外因および心因と組を為すものである。外因は身体的・物理的原因によるもの（たとえば頭部外傷や脳腫瘍による精神症状、肝臓病に伴う意識障害、アルコールの長期連用から生じたアルコール依存症）、心因は心理的原因によるもの（たとえば適応障害やＰＴＳＤ）を意味するのに対して、内因は現時点では原因不明の脳の機能変調による精神疾患を総称するものとされる。
「原因不明」が定義のうちに含まれるのは妙な感じがするが、クレペリン時代の精神科病棟においては、進行麻痺（性感染症である梅毒が脳を冒すために生じる外因精神疾患）やてんかんを除く多くの精神疾患が「原因不明」であり、外因によっても心因によっても説明できなかった。ただ、さまざまな理由から脳の機能に何らかの異常が生じていることが確実と思われ、その一群を内因精神病と呼んだのである。この内因精神病群を、自然回復の傾向がありその後に機能障害を残さない周期性疾患（躁うつ病）と、病勢増悪《ぞうあく》をくり返しては機能障害が悪化していく進行性疾患（早発性痴呆）に大別したのが、後世に残るクレペリンの功績となった。

　クレペリンの規定した躁うつ病は今日で言う「うつ病」と「双極性障害」を包含する広い概念である。この考え方がＤＳＭ－Ⅳまでは基本的に維持されており、こうした広義の躁うつ病を指して、

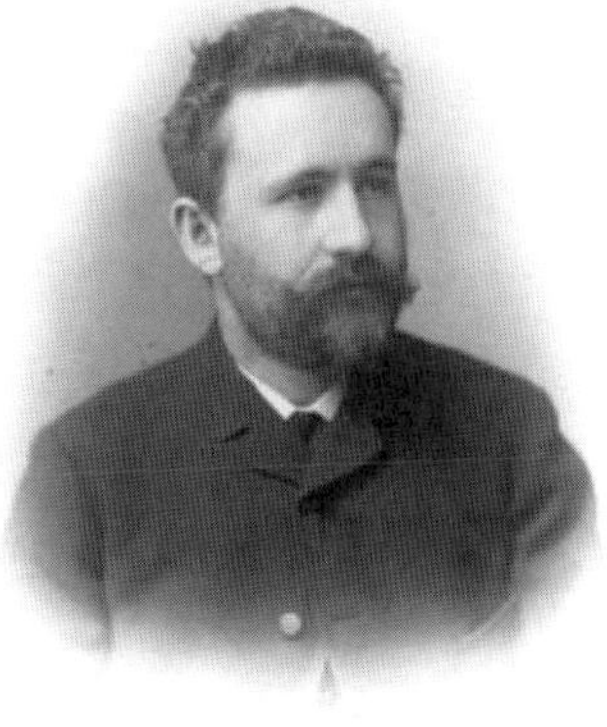

図2-4　クレペリン（Emil Kraepelin, 1856-1926）、19世紀後半に活躍したドイツの精神医学者。疾患の経過に着目して、躁うつ病、早発性痴呆などの疾患単位を提唱し、その後の精神医学の基本的な枠組みをうちたてた。

「気分障害」と呼んだのであった。

うつ病概念の変遷

くり返しになるが、クレペリンはいわゆる内因精神病を大きく二つに分け、その一方を躁うつ病と呼んだ。ということは彼の疾患分類における「躁うつ病」は、すべて内因性疾患すなわち原因不明の脳の機能障害であることを意味する。従って、外因性疾患や心因性疾患は定義上そこに含まれていない。

これは今日でいう双極性障害には矛盾なくつながるが、今日のうつ病概念とは必ずしも一致しない。それどころか大きな不一致がそこに存在する。なぜ不一致が生じたかといえば、ＤＳＭがうつ病概念を大きく拡張したからである。

表2-3に示したうつ病エピソードの診断基準をあらためて御覧いただきたい。そこには、原因についての記載はまったく含まれていない。記載がないということは、原因が何であっても良いということである。身体的な変調に由来する外因性の「うつ」であろうが、心理的な原因に帰せられる心因性の「うつ」であろうが、ＤＳＭは顧慮しない。ただ、抑うつ症状の要件が満たされればそれを「うつ病」と呼ぶのがＤＳＭのスタン

スである。クレペリンが躁うつ病と呼んだような内因性の「うつ病」は、ＤＳＭでも「うつ病」とされるが、それ以外にも多くのケースがＤＳＭの「うつ病」には含まれることになる。当然、「うつ病」の診断件数は格段に増える理屈であり、それがＤＳＭの導入に伴って実際に起きたのだった。

今日の人々にとって、内因性のうつ病は違和感をもたらす概念かもしれない。症例Ａがそうであったように、とりたてて身体的不調も心理的背景もないのに、ひとりでに気持ちが沈んでいくというのである。一見不思議なことのように思われるが、この不思議さこそ「うつ病」が「病気」とされた理由であった。

たとえば誰にとっても過酷な過重労働の結果として、心が折れるようにうつに陥ったような場合、異常なのはその人の反応ではなく職場環境の方であろう。それは「病的なストレス負荷に対する正常な（少なくとも無理のない）反応」と考えることができる。この種のものは「うつ病」とは考えず、うつはうつでも「抑うつ反応」などと呼ぶのがクレペリン流の考え方であった。同様に、心理的な葛藤や性格的な問題の目立つケースでは「抑うつ神経症」と呼ぶことも行われた。逆にとりたてて落ち込む理由が見当たらないのに抑うつ症状が進んでいくものこそが「うつ病」と考えられたのである。

こうした考え方は日本の精神科医療にも影響を与えてきた。筆者が精神科の初期研修を受けた一九八〇年代後半には、明らかに抑うつ状態を呈しているケースであっても直ちに「うつ病」とは診断せず、「抑うつ反応」や「抑うつ神経症」との鑑別にかなり神経を使ったことを思い出す。そうした状況を、一九九〇年前後にＤＳＭが一変させたわけである。

これを機に、うつ病の診断件数が大幅に増えたことは先にも述べた。数を挙げて論じることは難しいが、昔ながらの内因性うつ病の患者数は、おそらくさほどの増減はないものと推測される。ＤＳＭの導入とその後の社会変動の中で急激に増加しているのは非内因性のもの、とりわけ過剰なストレッサーを処理しきれず「心が折れて」しまう、適応障害型のうつ病であろう。

実際のうつ病は、表2-5に列挙するように多様な背景をもっている。「うつ」という症状は共通でも、それぞれのケースがどのような背景や事情のもとに、どのような道筋をたどって「うつ」になったかは千差万別である。だからＤＳＭで「うつ病」と診断されただけでは、そのあたりの経緯が皆目わからないということになる。

このことを強調するのは、うつ病の治療を考えるうえでこの点を避けて通ることができないからである。同じうつ病でも、背景や事情が違えばそれぞれ個別の配慮が必要となるのは、当然であろう。ところがメディアなどで流れてくる情報は、この点を考えることなく「およそうつ病というものは」「うつ病の治療原則は」という具合に、十把一絡げに論じていることが多い。そこに混乱が起きないはずがない。

うつ病治療をめぐる混乱

クレペリン以来ほぼ一世紀、いわゆる「うつ病」の治療論は基本的に内因性の病像を対象として発展してきた。クレペリンが規定した意味での躁うつ病は、内因精神病すなわち脳の機能的変調である。その変調を修正する方法があれば、これを適用することが最適の治療法となる。抗うつ薬の開発はそれをある程度可能にした。抗精神病薬が開発され、統合失調症における脳の機能的変調の改善が可能になった数年後、

原因・背景	診断	治療方針
脳の機能変調	内因性うつ病	薬物で機能を修正しつつ、回復を待つ
脳の器質的異常	血管性うつ病など	原因疾患の治療
ストレッサーの過剰	適応障害など	環境調整
ストレス処理の失敗	適応障害など	環境調整、ストレス対処の工夫
持続的な認知の歪み	パーソナリティの問題など	認知の修正

表2-5　うつ病のさまざまな型

一九五〇年代のことである。

それ以前にはそのような方法は知られておらず、脳の機能変調が自然におさまるのを待つ以外に方法がなかった。幸い周期性疾患であるうつ病・躁うつ病は、進行性疾患である統合失調症とは違って自然に回復する傾向があり、しかも回復後には原則として機能欠損を残さない。それならば、心身の養生に努めながら回復を待つことこそ、適切な治療原則ということになる。

この原則は、抗うつ薬による薬物療法が可能になった後も基本的に維持された。抗うつ薬はモノアミン類と呼ばれる一群の神経伝達物質に働きかけることによって、うつ病の症状を軽減し、病期を短縮する作用をもつ。ただしその作用は、うつ病に対して人体が本来そなえている自然回復傾向を促進するものにほかならない。今日に至るまで、うつ病の治療原則は「一に休養、二に薬」であって、その逆ではない。日本の医者はむやみに薬を出したがると批判されるが、この原則はきちんと教育を受けた精神科医であれば間違うはずのないものである。原則に則った治療を行うことにより、うつ病の患者の約八五％が順調に抑うつ状態から回復することは、先にも記したとおりである。

さて、このような治療原則をより実践的に敷衍したものとして、笠原嘉の「うつ病の小精神療法」が有名である（表2－6）。たとえばその六番目の原則に注目してみよう。「重要な決断を延期させよ」とは、どういう意味なのだろうか。

先に見たDSMの診断基準（表2－3）にもあったとおり、うつ病の患者は自分自身を無価値と感じ、過剰に自分を責めることが多い。このため「自分のような無能なものが大事なポジションを占めているため、周囲に迷惑をかけ自分もつらい。この際いっそ退職したい」とか、「自分の病気のせいで配偶者まで不幸にしている。自分と離婚してやり直してほしい」などと言い出すことが珍しくない。

これはうつ病によって歪められた自己認知の結果であるから、うっかりそのような決断を実行に移すと回復後に「なぜあんなことをしたか」と悔やむことが目に見えている。しかし病気の最中に

1 治療の対象となる「不調」であり、「気のゆるみ」や「怠け」ではないことを伝える。
2 早い時期に確実に心理的休息を取るほうが、結局は立ち直りやすいことを告げる。
3 予想される治癒の時点を告げる。
4 治療の間、自己破壊的な行動（自殺など）をしないことを約束してもらう。
5 治療中、症状には一進一退があることをくり返し告げる。
6 人生に関わる重要な決断（例：退職や離婚）は治療終了まで延期するよう助言する。
7 服薬の重要性や副作用を告げておく。

＊1970年代の初出以降、くり返し原著者による改訂が行われており、違った表現で紹介されることも多い。

表2-6　うつ病の小精神療法（笠原嘉）

押し問答をしても、相手を納得させることは難しい。そこで「そういう大事なことは、病気が治ってからゆっくりお考えください。今は養生に専念しましょう」と、一時棚上げさせるのが有効であると、この原則は告げているのである。

このように、笠原の提唱する「小精神療法」は一見何気ない勧めのようでありながら、実はうつ病診療の豊富な体験と深い洞察に支えられた臨床知の粋といえるものである。笠原がこの原則を最初に提唱したのは一九七〇年代という早い時点であったが、その後の時代の変遷と経験の蓄積を踏まえ、何度も改訂されて現在に至っている。

さて、ここで注意しなければならないのは、笠原の「小精神療法」がもともと内因性のうつ病を想定して構想されていることである。一九七〇年代において「うつ病」といえば、内因性のうつ病を指すのが自然な想定であり、「小精神療法」もそのような文脈に沿って発信された。七項目全体をとおして、自然治癒力に期待した待機的な戦略が提唱されているのはこのためであり、異なる背景をもつケースに関して修正や変更が必要になるのは当然のことである。

たとえば、職場のあり方に構造的な問題があって不適応者が生み出されている場合、そのような職場のあり方を改善しないまま回復した患者をそこへ戻すなら、早晩同じ問題が起きる可能性が高いだろう。また、本人の認知や行動のパターンに問題があって適応不全を起こしているとすれば、これを修正するような働きかけが必要になる。どのような型のうつであっても、薬を服用しながら休養すればとりあえず症状は改善するだろうが、その発症に社会事情や心理的原因が関与しているならば、それらを改善するアプローチを組み込んだ治療でなければ、真に有効な援助とはなり得ない。

先に学んだ「外因・心因・内因」の概念を用いて言い換えるなら、DSM流に診断された現代のうつ病は、他の大多数の精神疾患と異なり、これら三つの原因領域のいずれからも起きうることになる。「うつ」ほど多様なものはない。DSMに依って「うつ」のラベルを貼り、抗うつ薬を処方することで終わりとせず、原因や背景に踏み込んだ治療や援助を実践しようとするなら、うつ病の臨床ぐらい気骨の折れるものはないのである。

参考文献

▼日本うつ病学会（監修）『うつ病　治療ガイドライン』第二版、医学書院（二〇一七）

▼野村総一郎（監修）『うつ病のことが正しくわかる本』西東社（二〇一六）

▼野村総一郎（編）『抑うつの鑑別を究める』医学書院（二〇一四）

▼Ｅ・クレペリン（著）西丸四方他（訳）『躁うつ病とてんかん』みすず書房（一九八六）

▼Ｈ・テレンバッハ（著）木村敏（訳）『メランコリー』改訂増補版、みすず書房（一九八五）

▼笠原嘉『うつ病臨床のエッセンス』新装版、みすず書房（二〇一五）

▼細川貂々『ツレがうつになりまして。』幻冬舎文庫（二〇一五）

▼木内徹『弟は躁うつ病　双極性障害四十年の記録』星和書店（二〇二〇）

◉第三章

統合失調症

「分裂病」と呼ばれた病

統合失調症という病気

統合失調症という病名はうつ病に劣らずよく耳にするが、病名にまつわる両者の印象はかなり違っていそうである。ストレスとの関連が深く、状況次第で誰でもかかり得る身近なうつ病に対して、どこか得体の知れない疎遠さを感じさせるのが統合失調症であろう。これまた誰でもかかる可能性があるのだと聞かされても、「まさか自分が」という思いこみは統合失調症において一際強いのではないだろうか。

実際には、統合失調症は決して珍しくない病気である。発病危険率は〇・七〜〇・八％と報告されており、誰しもこの病気にかかる可能性が百分の一近くあることになる。全国の患者数は八〇万人を超えるものと推定され、人が百人あまり集まれば、その中に一人は含まれる勘定である。世界各地から報告されるこの種の数字には大きなバラツキがなく、特定の人種や文化に限らず人類一般に罹患の危険があるものと考えられる。
患者の多くは思春期から青年期に初発し、奇異な幻覚や妄想などの陽性症状と、無為・自閉などの陰性症状とを、さまざまな組み合わせで生じながら長い経過をたどる。放置すると急性症状の再燃をくり返しながらしだいに心身の機能が低下し、社会生活が困難になることもある。二〇世紀半ばに治療薬が開発されて以来、予後が劇的に改善されたが、それ以後もこの病気に対する一般の理解はなかなか進まず、そのことが患者の社会復帰の大きな妨げになってきた。
その結果、統合失調症は今日でも精神科の入院患者の過半を占めており、精神医療のあり方や歴史に関わる諸々の問題を投げかけている。まずはこの病気の概要を、実例をとおして見てみることにしよう。

【症例】

二十一歳男性。幼児期はあまり手のかからない子で、特に問題なく成長した。高校を卒業して一浪後、志望の大学に進んでひとり暮らしをしている。二年生の夏休みに帰省したとき、むっつりと浮かない表情で「最近頭痛がする」「アパートの周囲がうるさくて気になり、よく眠れなかった」などと訴えたため、両親が心配して内科を受診させたが特に身体的な問題は見つからなかった。夏休み中は家でぼんやり過ごしていることが多く、次第に自室に籠もりがちになった。母親が覗いてみると、いつもパソコンに向かっており、「レポートをまとめているので邪魔しないでほしい」と不機嫌に言う。

しばらくは本人の言うとおりにそっとしておいたが、次第に様子がおかしくなってきた。自室内でぶつぶつ呟いたり、時には怒ったような声を出したりする。昼も夜も断続的にパソコンのキーを叩く音がし、寝ている様子がない。食事がはかどらず、食後はすぐに自室にこもってしまう。もともときれい好きでこざっぱりしていたのに、最近は無精ひげが伸び放題で風呂にも入りたがらない。顔色が悪く表情が険しくなる一方である。

父親が思い切って部屋に入ってみたところ室内は乱雑に散らかっており、カーテンを閉め切ったうえ窓枠をガムテープで丹念に目張りしていた。訳を訊いてもなかなか答えないが、きれぎれの言葉から「監視される」ことを恐れていることがわかった。パソコンのインターネット用ケーブルが引きちぎられており、「インターネットでも監視され、いろいろ言われる。最初は抗議のメールを送っていたが、あまりしつこいので監視されないよう回線を壊した」という。

周りが騒がしくて眠れないと訴えるのを手がかりに説得し、両親同伴で近所の神経科を受診した。医師は両親の話を聞いたうえで本人と対面し、いくつか質問をした。本人は黙りこくって返事もしなかったが、「誰かが噂しているような声がしませんか」という問いには小声で「します」と答えた。医師は本人には「少しお疲れですね、休めるよう薬を出しますから、まずはゆっくり休養しましょう」と話して処方を書き、両親には「統合失調症の可能性が大きいが、診断は慎重にしましょう。いずれにせよ薬を飲んで休めば、症状はかなり楽になるはずです」と説明した。さらに副作用の可能性について説明したうえ、心配な変化があったときは電話で相談するよう指示した。

処方された薬を飲ませたところ、その晩は十時間以上も深く眠った。翌日はぼうっとした様子であったが、三、四日たつうちに表情が軟らかくなり、「周囲がだいぶ静かになってきた」と語った。その後は日ごとに健康な様子をとりもどしているが、まだ疲れやすくて集中力が乏しく、夏休み明けに大学に戻れるかどうか医師や家族と協議中である。

症状と類型

前項に示したのは架空の症例である。統合失調症の経過はきわめて多彩であるが、多くの患者に共通して見られる特徴を織り込んだものである。

統合失調症の初発は十代後半から三十代前半までの若い年代に集中しており、四十歳以降の初発は珍しい。仮に男性の例を示したが、実際には男女差はないものとされている。不定愁訴（右の例では頭痛や不眠）や神経症症状などからなる前駆期（前ぶれの時期）がしばらく続いた後、幻覚や妄想などの本格的な症状とともに発症し急性期を迎える。

幻覚とは実際には知覚刺激が存在しないのにそれを感じてしまうもので、五感それぞれの領域の幻覚があり得るが、統合失調症の場合には幻聴が圧倒的に多い。誰かがひそひそと話し合っており、その内容が患者に対する嘲笑や非難であるといった形式のもの（対話性幻聴）はとりわけ統合失調症の可能性が高い。妄想は「訂正不能の誤った考え」などと定義されるが、考えの内容の正誤によって診断しようとすると思わぬ間違いを犯すことがある。むしろ訴えの非現実性が重要であり、たとえば「私の考えが皆に伝わっている。その証拠に、ＴＶのアナウンサーが私に向かって意味ありげな目配せをした」などといった訴えは、統合失調症の被害妄想の特徴と深刻さをよく表している。

　日頃はとりたてて意識もしないことだが、人間の体が皮膚で守られているように、人の心も目で見えない境界面で保護されているものと考えてみたらどうだろうか。この境界面（自我境界）が健康に働いている限り、心の内面が外に漏れ出すことはなく、外のものが内面に入り込んでくることもない。一方統合失調症の症状には、自我境界が破綻したかのようなものが多く含まれる。前述の「考えが伝わってしまう」ほか、逆に「考えを吹き込まれる」場合もあり、「幻聴によって指図され、その指図に逆らえない」という症状のために思いがけない危険な行動に至ることもある。このように自我境界が破綻して生じる症状は「自我障害」と呼ばれ、統合失調症特有のものである。

　自我境界が破綻することは、自分の内面が外界に向かって裸で曝されることを意味する。それが患者に非常な恐れをもたらすことは想像に難くない。統合失調症を語るとき、しばしば引き合いに出されるのが画家ムンクの有名な作品「叫び」である（図3−1）。中央の人物が大きく口を開いているので、この人物が叫んでいると思われがちだが、彼が両手で耳を塞いでいることに注意したい。むしろ彼は周囲の世界から否応なく響いてくる「叫び」（幻聴？）に圧倒され、怯えているように思われる。ムンク自身はこの作品で一九世紀末ヨーロッパの不安な精神状況を表現したものとされるが、赤く不吉に染まった空や近づいてくる迫害者の如き黒い人影とあわせ、統合失調症発病期の底知れない不安をそこに重ねる見方が古くから示唆されている。

幻覚や妄想はいかにも奇異な体験であり、周囲が患者の変調に気づくきっかけとなる。これらは「通常の精神生活では見られない不可解な体験や言動が出現する」という意味で「陽性症状 positive symptoms」と呼ばれる。一方統合失調症では「通常の精神生活ではごくあたりまえに遂行されている機能が低下したり欠落したりする」という症状も認められ、こちらは「陰性症状 negative symptoms」と呼ばれる。具体的には意欲や自発性の減退、感情の平板化や鈍麻などがそれにあたり、生活機能に与える影響は陽性症状に劣らず大きい。また後述の薬物療法が陽性症状にはよく効くのに対し、陰性症状に対しては概して効

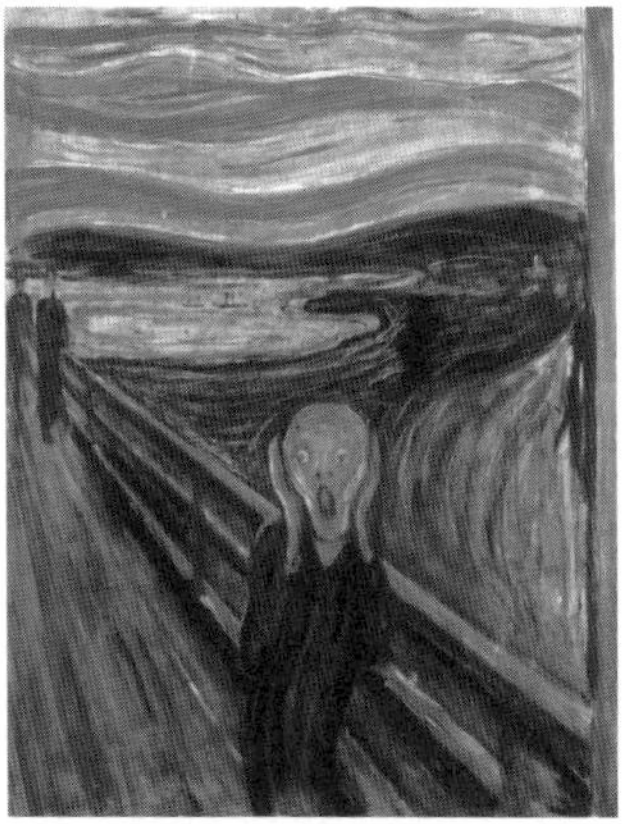

図3-1　ムンク「叫び」（1893年）

果が乏しいのが通例である。

第一章で述べたとおり、自分が病気であるという自覚のことを「病識」と呼ぶ。統合失調症では特に初発の際には病識をもつことが難しく、医療的なアプローチを拒否することが多い。強いて医者にかかるよう勧めたりすると、警戒してなおさら心を閉ざすことも起きやすい。病識欠如は初期治療の大きな妨げであり、その後どの程度まで病識が回復するかは経過を左右する重要なポイントである。

統合失調症はこれらの症状がさまざまな組み合わせで出現し、増悪と軽快をくり返しながらしだいに進行する慢性疾患である。適切な治療を行わずに放置すれば、生活機能が危機的に低下する可能性のあることは前述した。そこに至るまでの多彩な病像に着目して、いくつかの病型に分類されることがある。これはこの病気の研究史を反映したもので、かつては破瓜病・妄想病・緊張病などの名で別々に扱われてきた疾

妄想型	20代～30代の発症が多い。 陽性症状が主体で、しばしば妄想が体系化する。
破瓜《はか》型	10代後半～20代前半の発症が多い。 陰性症状が徐々に進行する。陽性症状も伴う。
緊張型	20歳前後に急激に発症し、激しい興奮や昏迷などの緊張病症状を示す。都市部に少なく田園地帯に多いことが知られており、事実昨今のわが国では初発例を見ることが少なくなっている。

表3-1　統合失調症の代表的な病型

患群を、クレペリンが一括して早発性痴呆としたのが始まりである。これら代表的な三つの亜型を表3－1に示したが、実際にはこうした類型にあてはまらないケースも多い。

統合失調症の治療とクロルプロマジン革命

統合失調症をめぐっては多くの誤解があるが、そのひとつは「不治の難病」という固定観念であろう。実際には前述のとおり、統合失調症には多くの治療薬が開発され、病気の予後は以前と比べて大きく改善されている。

もっとも、精神疾患に限らず「治癒とは何か」を定義することは時として難しい。「風邪が治った」となどという場合は、「何ら治療を継続することなく、何の後遺症も残さずに回復した」ことを意味する。これが理想的な「治癒」の定義であり一過性の感染症などには適合的であるが、今日わが国の主要な健康問題となっている成人病／生活習慣病の場合は事情が違う。たとえば高血圧症の場合、降圧剤を飲み続けることが必要なケースはかなり多い。この場合、通院と服薬の継続が必要であるという意味では「治癒」していないことになるが、降圧薬を服用して一定の注意を守る限り、問題なく生活できるという意味では条件つきの「治癒」とも言える。今日では通常の高血圧症を「不治の病」と呼ぶことはなく、むしろ「コントロール可能な慢性疾患」と考え、コントロールされた状態を治癒に準ずるものと見なしているのではないだろうか。

統合失調症の事情は高血圧症に類似している。通院と服薬を続けながら健康な生活を心がける限り、再燃（いったんおさまった急性症状が再び悪化すること）のリスクはかなり低く抑えることができるし、現実に大半の患者が服薬しながら社会適応を果たせるようになった。これを見れば、統合失調症は「コントロール可能な慢性疾患」になったといえようし、高血圧症と同程度に「治る」病気となったと言うことは十分可能であろう。

さて、精神疾患の治療において薬物療法の果たす意義は疾患によってさまざまである（第十章参照）が、こと統合失調症に関する限り薬物療法は必要不可欠であり、その登場以前には統合失調症に対する有効な治療法は存在しなかった。統合失調症に対する最初の治療薬が発見されたのは一九五二年、場所はフランスである。クロルプロマジンという名をもち、今でも臨床に用いられるその薬物が脚光を浴びたのは偶然の所産であった。もともとクロルプロマジンは麻酔薬の候補として開発されたが、その方面では期待できないことが治験の結果わかった。ところが薬効を観察していた研究者の中に、これを精神疾患の治療に用いられないかと考えた者があり、実際に薬剤を精神科医に提供した。

これを統合失調症の患者に服用させたところ、目覚ましい効果が認められたのである。服用を続けるにつれ統合失調症を特徴づける幻聴や被害妄想などがみるみる改善し、多くの患者が回復に至ったのだった。

クロルプロマジンをはじめとする統合失調症の治療薬は、第十章で解説するとおり「抗精神病薬」と総称される。抗精神病薬は急性期に時を移さず投与することにより、幻覚や妄想など統合失調症の陽性症状に対する顕著な治療効果を示す。さらには症状が収まった後も比較的少量の服用を続けることによって、再燃のリスクを有意に低減できることが証明された。急性期治療と再発予防の両面に有効な抗精神病薬の出現によって、統合失調症の予後は劇的に改善されたのである。現在ではこの病気に見舞われた多くの人々が、通院と服薬を続けながら仕事を続け家庭生活を営めるようになっている。

そして抗精神病薬の登場は個々の患者の予後ばかりでなく、精神医療のシステムにも劇的な変革をもたらした。先にも述べたように二〇世紀前半の精神科病院において、入院患者の中でも一、二を争うほど多かったのが統合失調症である。統合失調症以上に多かったとも言われる進行麻痺という病気は、性感染症である梅毒の脳病変の結果起きるもので、一九四〇年代にペニシリンを初めとする抗生物質が実用化されたことにより第二次大戦後は激減した。そのため統合失調症の相対的な重要性はさらに増し、一九五二年当時の入院精神医療において他を圧倒する最大の課題になっていた。

その統合失調症の治療薬が開発されたのであるから、全世界の精神科医療が根本から変わることになったのも自然な成り行きである。精神病院の内部で従来の閉鎖的処遇に代えて開放的処遇が行われるようになったばかりでなく、患者の退院を促進し地域コミュニティの中でケアしつつ社会復帰を図る機運が、先進諸国で急速に高まっていった。脱施設化と呼ばれるこのような流れを端的に示すのが図3-2である。抗精神病薬の開発された一九五二年にやや遅れ、一九六〇年頃から各国で急速に精神科病床数が減少していったことが明瞭に見てとれる。脱施設化を最も徹底した形で実現したイ

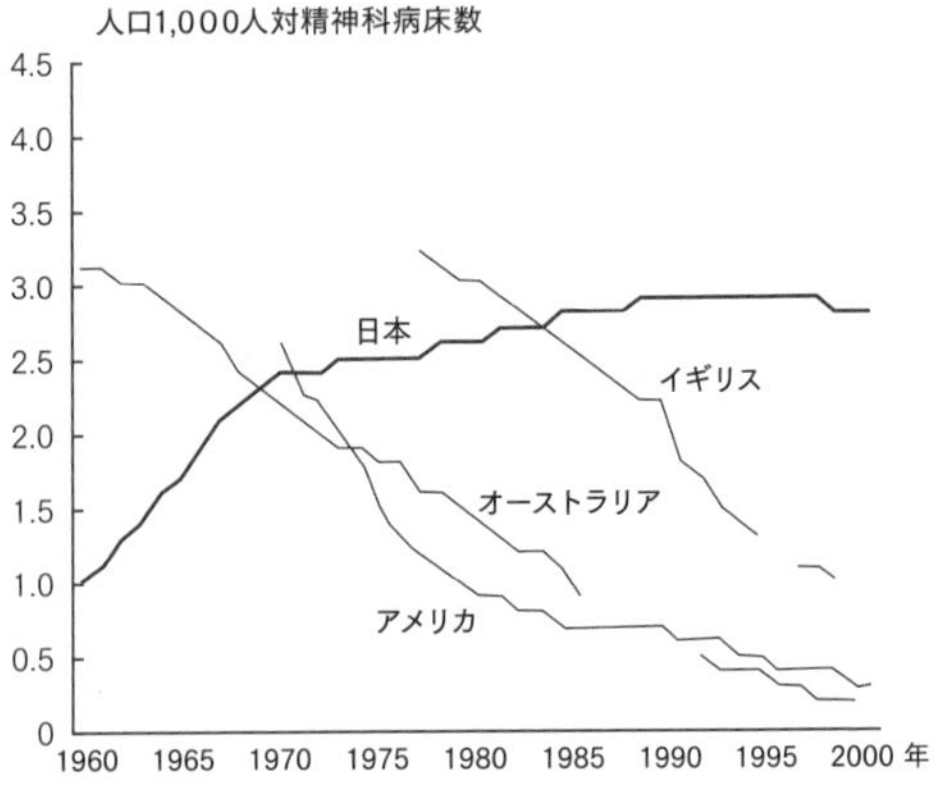

図3-2　各国における精神科病床数の年次推移（「我が国の精神保健福祉」平成23年度版より）

タリアでは、一九七八年制定の精神保健法（通称バザーリア法）によって精神病院が全廃され、現在に至っている。

このように精神医学の歴史における二〇世紀後半は、近世以来の欧米で長く続いてきた大病院収容から地域精神医療への、劇的な転換期であった。脱施設化の理念はフランス革命前後まで遡ることができるが、進行麻痺や統合失調症をはじめとする重い精神疾患に対する治療方法がなかったため、現実に実を結ぶことがなかったのである。その理想に現実的な手段を与えたのがクロルプロマジンをはじめとする抗精神病薬であり、崇高な理念と確かな技術が相補って歴史を推し進めていく好例とも言えるだろう。

クロルプロマジン革命とわが国の実情

一九五二年に始まるこれら一連の変革を、筆者はクロルプロマジン革命と呼んでいる。それはインパクトの大きさにおいても変化の速さにおいても、革命と呼ぶに相応しいものであった。ただし残念なことに、わが国の精神医療にもクロルプロマジンをはじめとする抗精神病薬がすみやかに導入されたにもかかわらず、それが収容型の病院医療から地域精神医療への転換につながることはなかった。それどころか、この時期からわが国の精神科病床数は世界の流れに逆行して着実顕著な増加を示し、人口比で見た場合のその高い水準が国際的な批判を受けるに至っている。

日本全国の精神科病床数は三十三万床あまりで、その七割以上が民間の単科精神科病院に属する。現に入院している患者数は二〇一七年の時点で二十八万人あまり、このうち統合失調症による入院は十八万人を超えており、現在でも入院患者の約六割は統合失調症ということになる。統合失調症以外の入院理由はさまざまであるが、最近はアルツハイマー病型をはじめとする認知症が急増傾向にある（図3−3）。

この数字を見ると、統合失調症は依然として入院治療の必要な重症疾患であるように見えるが、ここで注意すべきことがある。統合失調症の患者が長期にわたる入院継続を余儀なくされているのは、症状が重くて

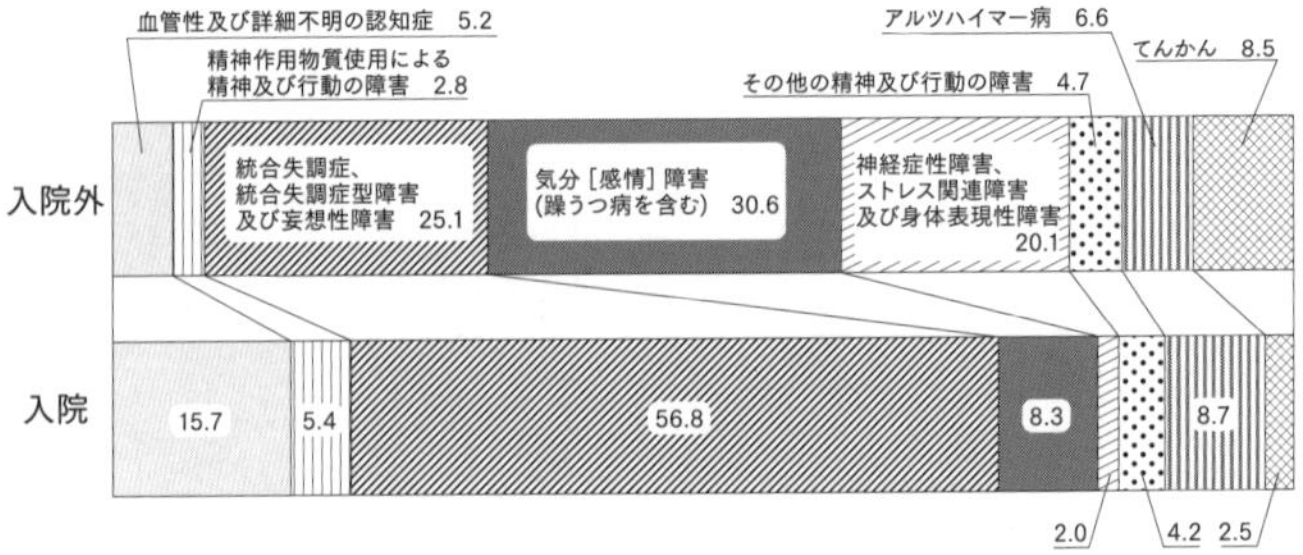

図3-3　入院外と入院における主要な精神疾患の内訳（「我が国の精神保健福祉」平成23年度版より）

改善しないことが主な原因ではない。急性期には病識欠如もあって入院治療が必要とされたケースも、比較的短期の入院治療で退院可能なレベルにまで回復することがほとんどである。これに対して実際の長期入院者は、医療的には退院可能な状態に回復していながら、医療外の諸般の事情から退院に踏みきれないケースがほとんどなのである。

具体的な「事情」としては、退院後の引き取り手がいないか、いても引き取りたがらないというケースが以前から多かった。統合失調症は症状が安定した後も通院治療を続けねばならず、一時的あるいは長期的に生活機能の低下をきたしていることもあるので、同居して見守ってくれる家族の存在が必要ないし望ましい。しかし現実には、統合失調症に付与されるスティグマを怖れて家族が引き取りたがらないことが昔はよくあった。今日では家族形態の変化に伴って家族の側に余力がなく、そもそも家族がいないケースが増えている。単身生活の能力のある患者であっても、精神科からの退院者とわかるとアパートを貸してもらえないといったこともある。さらに多年にわたる入院生活に慣れてしまった結果、患者自身が地域生活への自信をもてず退院に尻込みすることもある。事情はさまざまであるが、どれをとっても精神障害者のおかれた困難が象徴的に表れている。

このように医療外の理由や事情によって継続を余儀なくされたケースは、社会的入院と呼ばれる。もとより入院の本来の目的を逸脱したものであり、ドイツでは同じ現象を指して病院の「誤用」と呼ぶそうである。社会的入院は広く問題視されており、二〇〇二年には厚労省が実態調査を行って、全国に七万二千人の社会的入院患者が存在するものと推定した（この数字は小さすぎるとの声が現場では強かった）。同時に厚労省はこれを十年間で解消するとの目標を掲げたが、実際にはほとんど成果が挙がらずに終わっている。

一方最近では、新規入院患者の早期退院が促進されており、結果として、回転

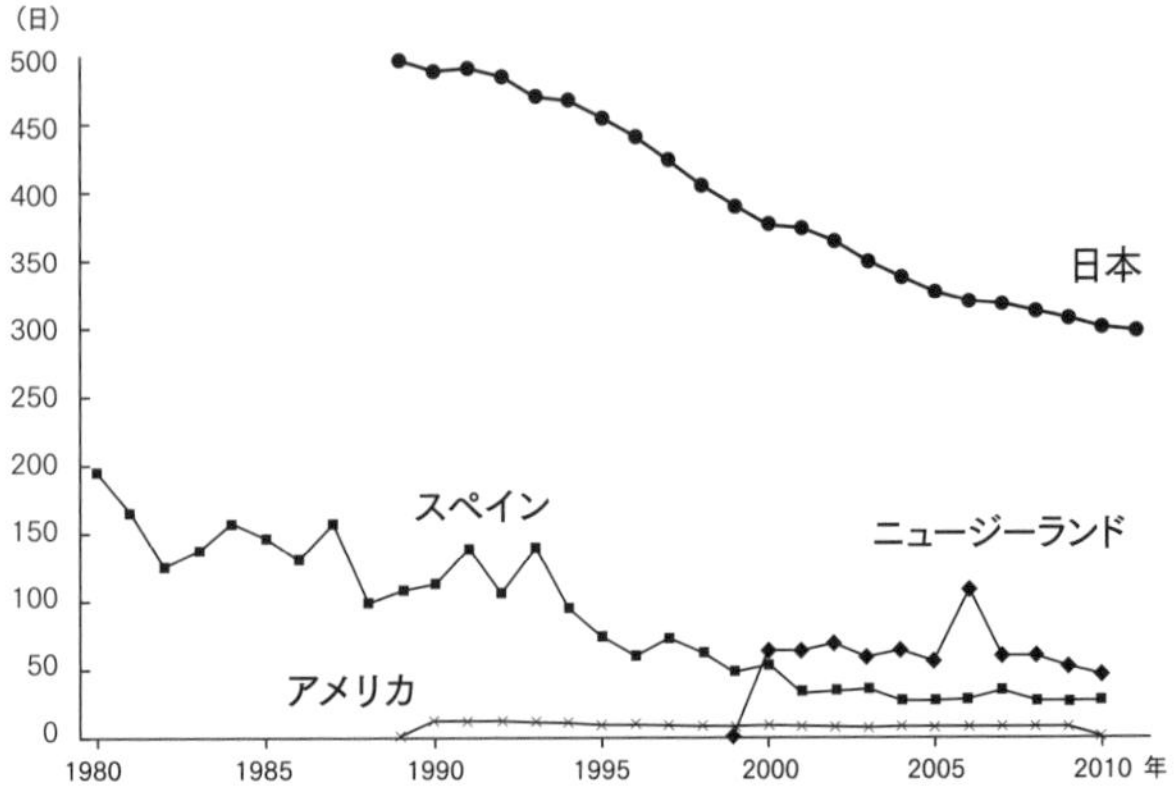

図3-4　精神病床の平均在院日数推移の年次比較と国際比較（各国により定義が異なる。OECD Health Data 2012、日本のデータは病因報告より）

の早い新規入院患者と数十年来入院を続けている長期在院患者（その大半が社会的入院による）に二極分化する傾向が、多くの病院で見られている。国際的にもくり返し是正を勧告されてきた精神科における患者在院日数の長さは、実際にはこうした二極の平均値である。長いものは依然として途方もなく長いのである（図3－4）。

この問題については第九章であらためて振り返ることにしよう。

統合失調症のドーパミン仮説

前項に述べたクロルプロマジン開発の経緯は、あるいは意外なものであるかもしれない。統合失調症の原因が解明され、それに基づいて治療薬が開発されたのであれば、いかにも二〇世紀の科学の進歩に似つかわしい流れであったろう。事実はそれとは異なり、抗精神病薬の発見は理論よりも先に偶然の力を借りて達成された。

しかしいったん治療薬が発見されると、今度はその治療薬の作用メカニズムを探索することによって、統合失調症の発症メカニズムを検討することが可能になる。このような逆転現象は精神医学の歴史の中でその後もくり返されるが、実は精神医学に限らず医学一般にもしばしば起きてきたことだった。僥倖とは言うものの、たとえばクロルプロマジンの抗精神病効果を予見した研究者の慧眼は賞賛に値するもので、細菌学者ルイ・パスツールのものとされる「幸運は用意のある心に微笑む」という金言が想起される。

統合失調症については、クロルプロマジンの発見がきっかけとなって続々と新たな抗精神病薬が開発されるとともに、これらの抗精神病薬の薬理学的な特性が世界中で競って検討された。その結果、抗精神病薬に共通する作用として、脳内の神経伝達物質の一種であるドーパミンの働きを阻害する特性のあることが判明した。

神経伝達物質という言葉は向精神薬の作用機序を考えるうえで重要なキーワードである。スーパーコンピューターになぞらえられる人の脳の機能単位がニューロン（神経細胞）であり、ニューロンからニューロンへの情報伝達を担うのが神経伝達物質と呼ばれる微細な分子である。神経伝達物質は一つのニューロンの神経突起の末端から放出され、隣接する細胞の表面に存在するレセプター（受容体）分子に結合し、レセプターを介して情報を伝達する。役目を終えた神経伝達物質は受容体を離れ、トランスポーターと呼ばれる構造から放出側のアクソン末端に取り込まれて再利用される。動物の脳内ではこのような過程が時々刻々遂行され、脳の働きを維持しているのである。

脳内で働く神経伝達物質としては現在まで八十種類あまりの物質が知られており、たとえばアセチルコリンはアルツハイマー病との関連でよく話題にのぼる。セロトニンやノルアドレナリンなどモノアミン類と総称されるものは、既に紹介したとおりうつ病や気分障害との関連が深い。タンパク質の構成成分であるアミノ酸の中にも神経伝達物質として働くものがあり、グルタミン酸はニューロンの活動を高める性質をもつ興奮性神経伝達物質として認知症との関連が検討され、ＧＡＢＡ（γ－アミノ酪酸）は逆にニューロンの活動を抑える性質をもつ抑制性神経伝達物質として、抗不安薬や抗てんかん薬の作用と深い関わりをもつ。

　統合失調症に関してとりわけ重要なのがドーパミンと呼ばれる神経伝達物質であり、抗精神病薬はいずれもドーパミンの神経伝達を抑制する性質をもつこと、とりわけD_2と呼ばれるタイプの受容体の働きを抑える作用の強さと、統合失調症の急性症状を治療する作用との強さとの間に、きわめて高い相関関係があることがわかった。こうしたことから、幻覚・妄想など統合失調症の陽性症状の背景には脳内のドーパミン神経伝達の過活動があるものと想定されている。これが統合失調症のドーパミン仮説と呼ばれるものである。

　ドーパミンの一つの特徴は、脳内でこれを産生する組織が特定の部位にほぼ限られているということである。その部位は中脳と呼ばれる脳部位に集中しており、ここに存在するニューロンの本体（神経細胞体）でアミノ酸から合成されたドーパミンが、軸索の束に沿っていくつかの脳部位に運ばれ、軸索の末端から放出される。これらドーパミンニューロンの軸索が到達しドーパミンが放出される部位がどこか（線条体、大脳辺縁系、前頭葉皮質など）によって、同じドーパミンでも果たす役割も異なってくる。

　中脳の黒質から線条体に投射するニューロンは身体の円滑な動きに関わっており、この系のドーパミンが不足して起きるのが元ボクシング王者のモハメド・アリや俳優マイケルＪ・フォックスの闘病でも話題になったパーキンソン病である。クロルプロマジンなど抗精神病薬の副作用として、振戦（手足や体のふるえ）・固縮（関節運動のぎこちなさ）・無動（表情や姿勢が不自然に乏しくなる）といった薬剤性パーキンソン症候群が起きることが知られているが、これはこの系路のドーパミンの働きが抑えられるために起きる。こうした副作用の存在からも、抗精神病薬とドーパミンの関係が裏づけられることになった。

　統合失調症の陽性症状に関わるのは、大脳皮質や辺縁系に投射するドーパミンニューロンであるが、その詳しいメカニズムはよくわかっていない。ドーパミンは「快」の感情や動機づけに関わる報酬系の働きを担うとされ、俗に「快楽ホルモン」などと呼ばれることがある。ドーパミンはホルモンではないのでこの名称は誤っているが、ドーパミンが快感ややる気と深い関連のあることは事実であろう。たとえばわが国の最も深刻な違法薬物である覚醒剤は、メタンフェタミンを中心とするアンフェタミン類がその実体であるが、実験動物に投与すると動物の脳内でドーパミンの放出が劇的に促進される。覚醒剤の使用初期に経験されるという非常に強い快感や充実感は、ドーパミンの急性効果によるものと考えられる。

一方、覚醒剤をくり返し使用し続けていると、やがて当初は見られなかった精神症状が出現してくる。その内容は幻聴や被害妄想が中心で、統合失調症の陽性症状ときわめてよく似たものである。この事実もまた統合失調症のドーパミン仮説を裏づけるものであるが、ドーパミンの過活動が急性投与では快感や充実感をもたらすのに、長期反復の結果として全く異質の精神症状を引き起こす理由は解明されていない。

遺伝か環境か

統合失調症の発症の背景にドーパミン神経伝達の過活動が存在することはほぼ確実視されているが、さらに進んでなぜそのような現象が起きるのかとなると、わかっていることは少ない。ただし推測できることもある。一般に原因不明の病気があったとき、その病気が遺伝によって起きるのか環境によって起きるのかは、とりわけ人々の関心を引くところである。その病気がどれぐらい遺伝するものか、と言い換えても良い。

この点に関する日本人の認識は、過去半世紀あまりの間に大きく変化した。二〇世紀中頃までは、「精神疾患は遺伝によって起きる」と信じている人がかなり多かったであろう。「遺伝」は「血筋」「家系」などと言い換えても良く、そのような家系であるかどうかは縁談などの際には入念に調査された。逆に家庭内に精神疾患の患者が発生した場合には、ひた隠しに隠すことが多かった。そういう家系であるとレッテルを貼られれば、娘の縁談や息子の就職に差し支える危険が事実あったからである。精神疾患をめぐるスティグマは過去にはきわめて深刻であったし、現在もなお日本の社会から払拭されていない。

一方最近の若者は「遺伝」に関する限り、かなり違った考え方をもっているようである。筆者は西暦二〇〇〇年から数年間、首都圏の私立大学で精神医学などを講じる立場にあり、第一回の講義の冒頭に簡単なアンケートを行うことにしていた。「精神疾患の原因としていちばん重要と思うものは何か」という質問だったが、十八~九歳の若者が大半を占める学生たちの反応の中で、「遺伝」を挙げるものは皆無に近かった。逆に例年圧倒的に多いのが「ストレス」や「トラウマ」で、現代の若者のもつ精神疾患イメージを知らされたものである。

事実はどうなのだろうか。統合失調症のように発症メカニズムや病気の原因が解明されていない病気でも、それが遺伝によるものか環境によるものかを推定することはある程度可能である。そうした場合に用いられる技法の一例として双生児研究が挙げられる。一卵性双生児のペアは完全に相同の遺伝情報を共有するので、ある疾患が遺伝病であれば発病するかしないかは双生児間で一〇〇％一致する。ただし双生児ペアは環境要因にも共通部分が大きいから、非遺伝病であっても一致率は高くなるであろう。この難点を克服するため、一卵性双生児ペアにおける一致率と二卵性双生児ペアにおける一致率とを比較するという工夫が為されている。

双生児研究その他の手法を動員して検討されたところ、統合失調症の発症に遺伝的な要素が関わることは否定できなかった。たとえば二卵性双生児の一致率が一五％程度であるのに対して、一卵性双生児の一致率が五〇％にのぼるという報告がある。ただし、一卵性双生児ペアの一致率が一〇〇％ではないことは、遺伝以外の要因もまた発症に関与することを示唆している。実際の診療にあたった経験からも、統合失調症が多発する家系も時に存在するもののあくまで少数であり、近親者に発症例がないケースの方が多いことが実感される。

こういった諸事実は、統合失調症の発症に関わる遺伝子が多数あるものと考えれば説明しやすい。個々の遺伝子は単独で発症を決定するほどの力はもたず、偶然これらの遺伝子を多くもつほど発症の危険が高まるとする考え方である。これは多くの成人病／生活習慣病で想定される状況とも似通っており、その意味で統合失調症も何ら特別のものではなく、これらの病気の一種に過ぎないことがわかる。

そもそもの問いに戻って言うなら、統合失調症の発症に関しては先天的な遺伝要因も、後天的な環境要因も、ともに関連しているというのがおそらく正解である。これはある意味で平凡な結論であり、高血圧や糖尿病など多くの生活習慣病と通底するものである。ただし、高血圧の場合は塩分の取り過ぎ、糖尿病の場合はカロリー過剰や肥満などが明確なリスクファクターとして指摘され、これらを避けることによって発症のリスクを下げることができる。統合失調症では残念ながら特定のリスクファクターが見いだされておらず、より進んだ予防対策は将来の課題とせざるを得ない。とはいえ、統合失調症が

「特別な人間だけがかかる特別な病気」ではなく、多くの人に発症の危険がある病気の一つであることは、このことからも理解できるだろう。

遺伝と環境の相対的寄与について、広く精神疾患全般を見渡したものが図3-5である。左端に位置するハンチントン病は、大脳基底核と呼ばれる部分の神経が脱落する神経難病であり、不随意運動とともに多彩な精神症状を呈するものである。常染色体優性遺伝の形式をとる遺伝病であることが知られており、その発症は遺伝のみによって決定される。一方、右端近くに位置するPTSD（心的外傷後ストレス障害）は第五章で述べるように、一身の安危に関わる

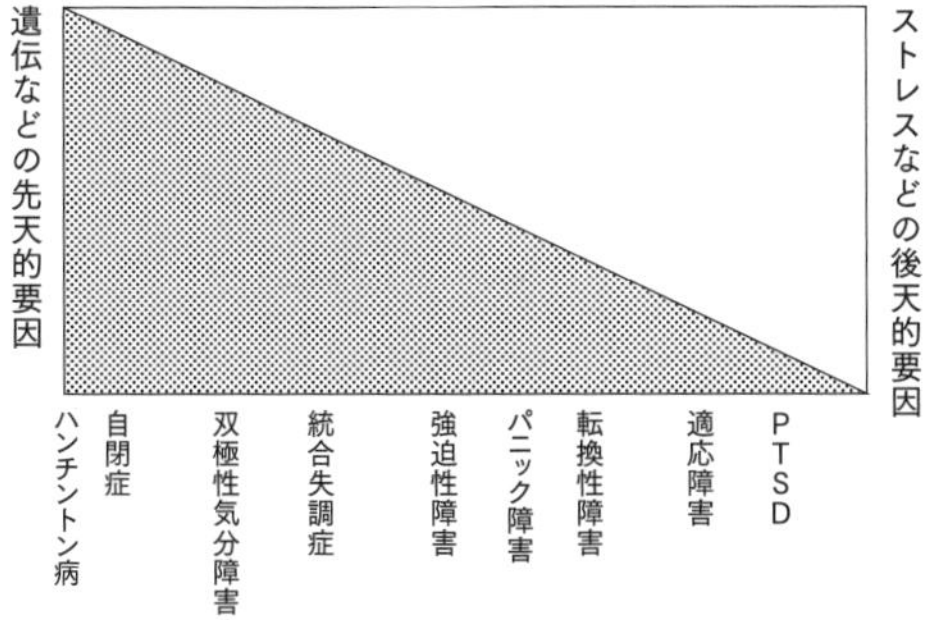

上記は概念図であり、順位や互いの隔たりの度合いは厳密なものではないことに注意。なお、先天的要因としては遺伝が最も重要であるが、ほかにも染色体異常や在胎中の諸条件の問題などさまざまなものがある。後天的な要因はさらに多彩であり、出生後の療育環境や成長期の家庭・学校での体験、ライフイベント・ストレスやトラウマ体験などありとあらゆる要素を含む。

図3-5　精神疾患の発症に対する先天的要因と後天的要因の相対的寄与

事態に遭遇したことがきっかけとなるストレス反応であるから、後天的要因の比重が圧倒的に大きい。このように両極端に位置する例もあるものの、大多数の疾患は統合失調症と同様に、先天的要因と後天的要因の双方が寄与して発症に至るものと考えられていることが図から読みとれる。

なお統合失調症について、かつては乳幼児期の愛着の不足や養育方法の誤りが原因ではないかと疑われたことがあった。しかし現在では、こうした考え方や学説ははっきり否定されている。一般に統合失調症の患者は前述の架空症例にもあったとおり、発育過程においてはとりたてて目立った所見や逸話のないことが多く、発達障害と鑑別する際のひとつのポイントともなっている。

病名の問題など

統合失調症は、かつて精神分裂病と呼ばれていた。精神分裂病という病名は英語などのschizophreniaの訳語である。schizophreniaはギリシア語を用いた造語で「精神–分裂」を意味するから、「精神分裂病」は逐語変換としては正しい。ただし、schizophreniaという言葉が欧米の一般人には意味不明であるのに対し、「精神分裂病」は意味不明どころか過剰な意味を発信するものであるから、術語の社会的機能としては全く異質のものに変わっている。正しい誤訳とでもいうべきだろうか。

この言葉がわが国の患者と家族を不当に苦しめてきたことは想像に難くない。スイスの精神医学者、オイゲン・ブロイラー（Bleuler, E.）がschizophreniaという名称を考案したとき、彼が意味したのは精神分析で用いられる心理機制としての「分裂」であった。そうした子細を知る由もない通常の日本人は、この病名を聞けば「精神そのものが分裂している」と解釈するであろうし、そんな解釈を冷静に受け容れられる当事者や家族のいるはずがない。「精神分裂病」という病名は、診断を宣告される本人や家族の気持ちを度外視しなければ成立し得ないものであり、そもそも本人への診断告知など想定されていなかったことが、そこからもわかる。

この病名――schizophreniaの日本語訳――を変更してほしいという当事者や家族の積年の願いがようやく叶ったのは、二〇〇二年のことである。これに先だって日本精神神経学会は、三つの候補名を挙げてアンケート調査を行い、その結果を踏まえて「統合失調症」という名称を採用した。新名称が最善であるかどうかはさておき、「精神分裂病」に比べれば侵襲性の少ないものとして歓迎する声が大多数であった。筆者も当時、これでようやく患者本人への病名告知ができると安堵したものである。

ちょうど同じ頃から、統合失調症の軽症化が指摘されるようになった。治療の進歩や情報の普及、都市部における精神科クリニックの増加などを背景として、早期に受診するケースが増えたことも一因であろうが、そればかりでなく初発時の症状そのものが軽くなってきているというのである。前述のように統合失調症では病識がないというのが従来の常識であったが、時には不調を訴えて自ら受診するケースが見られるようになったのも同じ時期である。こうした軽症化の原因ははっきりしないが、これまた病名告知を容易にする一因となっただろう。

これらと並行して当事者の自己開示や闘病体験の出版が目立ち始め、北海道浦河の「べてるの家」の当事者活動が注目を集めるなど、統合失調症が世に知られる機会が着実に増えてきた。闘病者をとりまく環境は二一世紀に入ってようやく風通しの良いものとなりつつある。

それにしても、時間がかかりすぎた観は否めない。ブロイラーがschizophreniaという言葉を考案したのは一九〇八年、その直後から「精神分裂症」という用語がわが国で使われはじめ、一九三七年以降「精神分裂病」が公式の学会用語となった。この言葉はほぼ一世紀にわたって当事者と家族を圧迫するとともに、精神障害に対する一般の偏見と恐れを煽り続けたのである。言葉の恐ろしさを痛感するとともに、こうした状況をもっと早く改善できなかったことを精神科医の一人としてふがいなく思う。

「精神分裂病」という名称は、「何をするかわからない不気味な存在」という連想を多くの人にもたらしてきた。そのためもあろうか、統合失調症は重大な犯罪につながる危険な病気ではないかという質問を受けることがしばしばある。統合失調症の患者が幻聴や被害妄想に駆られて大きな事件を起こした事実は確かにあるが、そのほとんどは、未受診その他の事情で治療が適切に行われていなかったケースである。適切な治療を受けて症状がコントロールされている限り、統合失調症の患者をいたずらに危険視する必要はなく、実際の調査でも犯罪の発生率は一般人口に比べてむしろ低いと報告されたことを知っておきたい。

統合失調症を抱えて生活する人が身近にいたら――この病気の頻度を考えれば、誰にとっても十分あり得る想定である――どのように接したらよいだろうか。

右にも述べたとおり、その人がきちんと医療につながって落ち着いた状態である限り、恐れて距離をとる必要は全くない。当事者たちの最大の悩みは、根拠のない恐れや警戒心によって一般社会から遠ざけられ、ごくあたりまえの人間関係を味わえないという孤独と疎外感にある。だからこそ、あたりまえの関わりをあたりまえにもつこと、すなわち挨拶し、会話を交わし、必要に応じて助け合い、「ありがとう」や「ごめんなさい」を交換しながら次第にお互いの理解を深めていくといった、通常の隣人としての自然なつきあいを普通に行うことが、実はたいへん価値のある援助となるのである。

参考文献

▼精神医学講座担当者会議（監修）佐藤光源他（編）『統合失調症治療ガイドライン』医学書院（二〇〇八）

▼日本神経精神薬理学会（編）『統合失調症薬物治療ガイドライン』医学書院（二〇一六）

▼E・クレペリン（著）西丸四方他（訳）『精神分裂病』みすず書房（二〇二〇）

▼石丸昌彦『統合失調症とそのケア』キリスト新聞社（二〇一〇）

▼白石弘巳『家族のための統合失調症入門』増補新版、河出書房新社（二〇一八）

▼村井俊哉『統合失調症』岩波新書（二〇一九）

▼糸川昌成『統合失調症が秘密の扉をあけるまで　新しい治療法の発見は、一臨床家の研究から生まれた』星和書店（二〇一四）

▼中村ユキ『わが家の母はビョーキです』サンマーク出版（二〇〇八）

◉第四章

神経症とノイローゼ

不安の病理の昔と今

ノイローゼという言葉が以前はよく使われた。「誰それは最近ノイローゼ気味で」など、精神変調一般の代名詞として日本語の中に定着した印象があったが、最近とんと聞かれなくなっている。神経症という言葉はどうだろうか。これまた「神経症的」という形容詞とあわせてよく用いられたが、最近あまり耳にしないようである。実はこの両者は本来同義語であり、「神経症」は「ノイローゼ Neurose」というドイツ語の訳語として導入されたものであった。

前章までに紹介したうつ病・躁うつ病と統合失調症は、精神医学という学問が成立して以来、常に変わらぬ中心的なテーマであった。しかし、精神疾患はこの二つ以外にも数多く存在し、その症状や経過も多彩である。そしてその多くのものが、以前には「神経症」という名称のもとに一括されていた。

古い教科書などでは躁うつ病・統合失調症・神経症を三大疾患群として列挙し、その異同に注目しながら論述を進めるのが標準的なスタイルだった。しかし最近の診断基準では、神経症という枠組みはもとより、その言葉自体を使わなくなっている。そこには、精神医学の方向性をめぐるここ数十年の大きな変化が反映されている。

その事情や理論的意義については後で述べるとして、まずはかつて「神経症」と呼ばれた疾患の具体例を拾ってみることにしよう。

ヘビが恐い！

西暦二〇〇〇年頃のある夕方のこと、閉院間際のクリニックに六十歳前後の女性が夫とともに駆け込んできた。怯えた表情で息も荒く、冷や汗をびっしょりかき、まるで幽霊でも見たかのようである。訳を聞くと彼女が見たのは幽霊ではなく、一匹のヘビだった。長さ五〇センチそこそこの茶色のヘビというから、まだ若いシマヘビか何かだろうか、それが田舎の小道を横切るのに出会ったという。もちろん危険など何もなく、女性が金切り声を上げるが早いか、ヘビの方が驚いて草むらに逃げ込んでいったのである。

連れの夫に事情を聞くと、新しい家に引っ越してきたばかりとのこと。定年で勤めを辞め、苦労をともにしてきた妻への感謝をこめて郊外に新居を建てた。そこに移ってまだ荷ほどきの最中であるという。妻がヘビ嫌いなのは知っていたが、これまで住んでいた東京の街中では、ヘビに出くわす懸念などついぞなかった。長年夢見てきた郊外の一戸建てで、こんなことが起きるとは思わなかったと当惑顔である。

女性の不安はひとしきり語り終えてもおさまらず、「こんなところに移るんじゃなかった」「すぐに引っ越したい、ヘビがいると思うだけで恐くてたまらず、夜も眠れない」とくり返すばかりである。その場の応急手当を始めとして、何度か来院を求め不安の解消にあれこれ手を尽くしたが、ヘビが恐いという理屈抜きの反応そのものは容易に修正できるものではなかった。

理屈抜きに何かが恐い、恐くて仕方がないということは、多くの人が経験しているだろう。危険な毒ヘビを恐れるのは当然のこととして、特に危険のないアオダイショウやシマヘビの小さいものでも恐い人には恐い。「危険な毒ヘビか安全なものか、一見してわからないのだから恐くて当然だ」という反論もヘビなら成立しそうだが、ハトや小鳥、無害な昆虫などでは次第に説明が難しくなる。大学で教えていた頃、駅前の学バス乗り場に群がるハトが恐くてバスに乗れず、そのため遅刻してくる女子学生があった。不思議に思って学生たちに訊いてみたところ、ハトを恐がる者は女子の中に決して少なくないことを知り、驚いたものである。

このように、客観的には危険のない対象や状況に対する不合理な恐れを指して恐怖症と呼び、ＤＳＭ－５では「限局性恐怖症」がこれにあたる。恐怖症の英語名であるphobiaはギリシア語の「恐怖」に由来する。恐怖症の対象は多彩であり、右に挙げた各種の動物のほか、高所や閉所など特定の状況、稲妻や雷鳴、血液を見たり触れたりすること、水や空気の汚染などありとあらゆる例が報告されている。

古典落語に「饅頭こわい」という有名な噺があるが、その冒頭は長屋の面々が自分はどんな動物が恐いかを、ほとんど自慢話のように披歴しあうところから始まる。一部の地域ではかつて赤ん坊が生まれると臍《へそ》の緒を土に埋める習慣があり、埋めた上を最初に通った動物を成長後に恐れるようになるという俗信があったという。どこに埋めたとしても、遅かれ早かれ何かしらの動物がそこを通るだろうから、無性に恐い動物が誰でも一つはあることになる。特定の動物を対象とする恐怖症が広く見られる現象であったことを、こうした俗信や古典芸能が教えてくれているようである。

恐怖症の原因

筆者自身は特に苦手な動物は思い当たらないが、これとは別に恐いものがある。「尖ったもの」である。

卓上にシャープペンシルが置かれているとしよう、その尖った芯の先端がこちらに向いていると何やら落ち着かず、芯を向こう向きに置き直して安心する。それだけのことであるが、何かの事情で置き直すことができないと、気になってそわそわしてしまう。職場の最寄り駅には尖塔形のモニュメントがあり、高い台座の上に据えられたその尖端は、鋭く空に突き刺さっていくようである。毎朝そこを通り過ぎるときに何気なく目をやると、文字どおりそれが「目に入って」きそうな錯覚を覚えてつい顔を背けてしまう。「症状」の強度はこの程度のものであるからさほどの実害はないものの、ひとつ困るのは雨の日の街頭である。混雑の中で傘を差して歩く人、特に筆者より少し小柄な女性たちの差す傘は、骨の先端がちょうど目の高さに来る。それが目に当る心配などまずもってありはしないが、それでも無性に怖いのである。

こうした恐怖の由来は謎であることが多い。筆者自身も尖ったものに目を傷つけられた経験があるわけではなく、理由を訊かれると当惑してしまう。これは学問的にも議論のあるところで、たとえば次のような諸説が提唱されてきた。

精神分析の創始者であるフロイトは「ハンス」という五歳児の馬恐怖――一九世紀末のウィーンの街頭を闊歩する馬に、いきなり「噛まれる」のではないかという強い恐れ――を分析して、父親から去勢されることへの不安の置き換えと解釈した。つまり、恐怖症を深層心理学的に説明しようとしたのである。

一方、行動主義心理学の創始者とされるワトソン（Watson, J. B.）は二〇世紀初頭に、アルバートという名の幼児に白ネズミを見せると同時に驚愕刺激を与えるという条件づけの手法を用い、ネズミやウサギへの恐怖反応を実験的に作り出している。今日であれば倫理的に許容されない行為であるが、神経症的な反応が学習によって形成されることを示したものとして、今も伝えられている。

フロイトとワトソンの主張はそれぞれ印象的なものであり、それだけに「どちらの勝ちか？」というスポーツ観戦的な興味をも引き起こす。しかし臨床現場の実感としては、どちらの理論でも説明できないもの、「理由も背景もわからないがともかく無性に恐い」というケースが大部分のようである。

恐怖症に限らず、そのように原因不明の病気が精神疾患には多い。ＤＳＭが原因論を棚上げにして症状に基づく疾患分類を提唱したのは、その意味でまことに妥当な選択であった。

どこまでが／どこからが病気なのか？

恐怖症をめぐってもう一つ考えさせられるのは、これらをどこまで「病気」と考えるべきかということである。恐れる必要のないものを過度に恐れるのは確かに不合理であるが、少々の不合理さが誰にでもあることは、「なくて七癖」などという諺がよく示している。事実、アメリカでの調査によれば恐怖症の有病率は人口の七～九％に及ぶとされ、単一の精神疾患として最多のものとされる。しかし、この程度の「異常」を「病気」扱いされたのではかなわないという気持ちも、誰もが覚えるところではないだろうか。筆者の尖端恐怖にしても、自身が精神科医としてそのような病名を知っていなかったら、意識することすらなかったかもしれない。

他愛もない話のようだが、ここには「正常と病気の区別とは何か」という難問が隠れている。この点は第一章でも簡単に触れた。そこで予備的に示したように、ここでは「それがどの程度、当人を苦しめているか」、そして「診断をつけることによって、どれほど当人が楽になるか」という、すぐれて実践的な視点が有力であるように思われる。

たとえば、ヘビ恐怖のケースである。ヘビに対する謂われのない恐怖はこの女性の人生を通じて常に存在していたが、ヘビに出会う機会など滅多にない都会に住む限り何の問題も起きなかった。夫の心くばりで郊外に新居を構えたとき、皮肉にも自然豊かなその環境がヘビとの遭遇機会を与え、彼女のヘビ恐怖を顕在化させたのである。都会の住人の中には、この女性同様の潜在的なヘビ恐怖（昆虫恐怖、鳥恐怖等々）は相当数いるはずである。逆に都会生活に強い困難を覚える広場恐怖や閉所恐怖の人々も、田園生活の中では症状を自覚する機会が少なくて済むだろう。日本全体が都市化の方向へ進むにつれ、都市で顕在化しやすい不適応（パニック障害、広場恐怖、閉所恐怖など）は報告数が増える一方、田園地帯で問題となりやすい動物恐怖や気象に関する恐怖などは、逆に報告数が減少しつつあるものと推測される。

いずれにせよ、多くの人々は人生設計やライフスタイルの選択にあたって、意識的・無意識的に自身のこうした特性を考慮に入れて決断しており、恐怖症をはじめとする神経症性疾患の顕在化を予防しているものと考えられる。そのように適切に予防されている潜在的な疾患を掘り起こして、わざわざ病気扱いすることが賢明であるとは思われない。予防策が不幸にして機能したくなったとき、必要に応じて「診断／治療」という医療モデルを動員すればよいのではあるまいか。

同じ精神疾患でも、先に紹介した統合失調症などは時に本人の意志に反してでも治療すべきであるのに対し、このようにむやみに病気扱いすべきでない境界事象もあるのが一筋縄ではいかないところである。

パニック障害

神経症と総称されてきた疾患の中には、さまざまなバラエティがある。その代表的なものの一つがパニック障害である。恐怖症の場合と同じく、とりたてて不安になるべき事情が客観的には存在しないのに、強い不安が急激な発作の形で現れるものである。

「パニック」という言葉は「心理的な恐怖・不安や、その結果ひき起こされる動揺・混乱」といった意味で日本語に入っているが、精神医学で言う「パニック」はこれとは微妙に違いがある。典型的なパニック発作は突然の動悸や過呼吸など、自律神経系の暴走ともいうべき激しい身体症状が中心であり、出発点でもある。これに随伴して強い不安が生じるところから「不安障害」に分類されるが、不安の結果として身体症状が起きるというよりは、制御不能な身体症状の突発によって不安が呼び起こされるものらしい。

文豪・幸田露伴の娘である作家、幸田文の随筆の中に、自身のパニック障害について記したと思われる、以下のような記載がある。

> はじめは考えても見まわしても何の不安なのか、まるで見当もつかず、どうしてそう幾度も変な気持ちになるのか不気味だった。張板にかがんだまま、はっとどきどきしたり、虎斑《とらふ》のようになってじりじり乾いて行く布を見ているとき急にこわいように居しかんだり、そんな時うろたえて立とうとすると眼がくらんだ。ある時ふと、その状態になっている間は心臓が非常に圧力をもって躍っているのに心づいた。不安から乱脈になるのでなく、いきなり心臓が躍りだして、直後に不安に襲われるもののようであった。
>
> （幸田文『父』より）

この場面は昭和二十二年頃に書かれたもので、もとよりパニック障害などという概念は知られていなかったし、こうした変調を医師に相談できるような社会状況でもなかった。ひたすら辛抱するほかない苦しさの中で、作家の鋭い自己観察は「動悸発作が先行し、二次的に不安に陥る」という変調のパターンを的確に見て取っている。さぞつらかったことであろうが、作家がどのように発作に対処したか、首尾良く健康を回復し得たかどうかは残念ながらここには記されていない。

パニック障害の初発発作としてよく見られるのは、動悸・発汗・息苦しさ・震え・めまい・胸痛・腹痛といったものである。当然ながら本人は心臓など身体臓器に異常が起きたものと信じ、救急搬送される場合が多い。「自分はこのまま死ぬのではないか」との恐怖を感じたことを、大多数の患者が報告している。

ところがパニック発作は救急車が病院に着く頃にはおさまっていることが大半で、それから診察や検査を行っても異常所見は見つからない。このため、パニック障害という病名が医師に知られていなかった時代には、苦しい思いをして病院へ駆け込んだ患者が何の手当も与えられず、それればかりか「人騒がせな」と迷惑がられることすらあった。これは患者の不安を倍加するものになっただろう。

パニック発作では身体の発作的変調が突発し、これに不安が続発することは幸田文の随筆にあるとおりだが、こうした発作をくり返すうちに患者はまた別の不安をきたすようになる。「走行中の電車の中でパニック発作が起きたらどうしようか」といったものが典型例で、こうした不安のことを予期不安と呼ぶ。予期不安はパニック発作の経験者であれば必発ともいえる無理からぬ反応であるが、それ自体ひとつの引き金となって次の発作を招くという厄介な結果を生じる。発作と予期不安の連鎖を体験するうちに患者の不安は急速に強まり、とりわけ公共交通機関の利用や外出そのものへの恐怖に発展することが珍しくない。

こうした恐怖症状は、広場恐怖agoraphobiaと名づけられている。文字どおりの「広場」が要件なのではなく、「何か起きたときに、逃げたり助けを求めたりできない状況に置かれることへの恐れ」がポイントである。現代日本の都市生活者にとっては疾走中の電車が最もわかりやすい例であろう。電車に乗れないのでは勤労者の大半は通勤することができず、たちどころに社会生活そのものが麻痺状態に陥ってしまう。その状況が続けば自己不全感も生活の困難も急速に増大することは避けがたく、結果的に本格的な抑うつ状態に至る危険も小さくない。

「急行・快速などを利用して電車内に拘束される時間を短縮したらどうか」などと提案してみても、患者は「そんな恐ろしいことはとてもできない」と否定するのが常である。各駅停車を利用し、時には一駅ごとに下車して休みながら、やっとの思いで移動できれば良い方で、電車に全く乗れなくなるケースもある。一方、自動車なら何とかなるという場合が多いのは、「いざとなれば車を停め、降りて休むことができる」からであろう。状況を自分でコントロールできるかできないかが重要であることが察せられる。

このように厄介なパニック障害であるが、光明は薬が効くことである。正確に言えば、初発時のパニック発作に対して有効な薬剤が複数知られており、早期に薬物療法を開始すれば大半のケースで発作を抑制することができる。予期不安——広場恐怖——うつ病とつながる負の直列はパニック発作が起点であるから、パニック発作を迅速に解消することが最初かつ最大の分岐点になる。これが上手くいけば予後は良好であるが、いったん広場恐怖が成立してしまうと治療は難航し、経過が長期化することも珍しくない。

薬物療法としてかつてはベンゾジアゼピン系の抗不安薬（俗に「安定剤」と呼ばれることが多い）が多用されたが、この系統の薬は常用量依存の危険が指摘されて以来、安易に使うことへの批判が強い。常用量依存とは、医師の処方に従って適正用量の服用を続けてきたにもかかわらず、薬剤を減量・中止しようとすると離脱症状が生じるために、服用を止められなくなる状態を指し、ベンゾジアゼピン系薬剤ではその危険が大きいことが知られている。一方、抗うつ薬の多くのものがパニック発作に対する抑制作用をもつことが確認されており、しかも抗うつ薬は依存を形成することがない。そこで最近では抗うつ薬を主剤とし、即効性のあるベンゾジアゼピン系抗不安薬を必要に応じて併用することが主流となっている。

薬物療法と併せて、心理教育的な配慮も重要である。心理教育は「精神疾患などの当事者に対して、正しい知識や情報を心理面に配慮しながら伝え、困難への対処方法を習得してもらうことによって、主体的に療養生活を営めるよう援助する方法」と定義される（厚生労働省「心理教育を中心とした心理社会的援助プログラムガイドライン」より抜粋）。多面的なアプローチであるが、「正しい知識や情報を伝える」だけでも大きな効果が期待できる。パニック発作は原因不明の自律神経の暴走ともいうべき体験であり、患者は自分に何が起きたか訳がわからず、不安と不条理の中に投げ込まれている。それだけに、発作が既知の疾患によるものであって治療法も存在し、決して死に至るものではないことを理解できれば、患者の苦痛はかなり軽減されるだろう。逆に患者が医療との最初の接触場面において不安を煽られたり医療不信を抱いたりすることがあれば、その後の苦痛は倍加されることになる。

パニック障害の原因は他の多くの精神疾患同様、明らかになっていない。特定の性格や人生体験から説明できるものではなく、生物学的なマーカーも見いだされていない。アメリカで大量飲酒との関連が報告されたことがあるが、決定的なものではないようである。

社交恐怖／社交不安障害

社交場面のように、比較的少人数の集団内で注目されることに対して強い不安や恐怖を抱くものを、ＤＳＭ－５では社交恐怖または社交不安障害と呼ぶ。そうした状況を回避しようとする結果、職業や学業における機能低下や地域生活の困難を生じがちである。架空の症例を示す。

【症例】

二十五歳男性、大学中退後、工場の検品係として働いている。高校時代は活発に過ごしていたが、大学に入って環境が変わってから人前でひどく緊張するようになった。授業で当てられると声が震え、ひどく汗をかく。高校から一緒に進学した友人とは話せるが、それ以外の級友や初対面の相手と話すときは顔がこわばり、頭が真っ白になってしまう。挙動不審に陥っては、後から自己嫌悪に悩むことのくり返しで、ついには授業への出席が困難になって退学した。

親の知人の紹介で、対人的な接触の少ない右記の仕事に就いた。この職場では特に問題なく、仕事ぶりは正確で良心的との評価を受けている。家族や昔からの友人に対しては温かくこまやかな配慮を見せるが、知人の結婚式など社交場面に全く出られない。心配した親に連れられて精神科を受診した。

社交不安障害の可能性があることを説明したうえで、抗うつ薬の服用と患者グループワークへの参加を勧めたところ、半年後には顕著に改善して趣味のサークルに参加できるようになった。

社交不安障害の症状は、自己評価の低さや批判に対する恐れと関連するものと考えられている。上記症例のように青年期に初発することが多いのは、この時期における自意識の高まりと自信の不確かさを考えれば理解しやすい。症状や重症度はさまざまであり、他人との食事や異性との出会いなど特定場面に限定されるものから、ほとんどすべての社会状況に拡散するものまである。

社交不安障害は性格的なものと思われがちであるが、右の例にも示したようにもともと社交的な性格の場合もあり、薬物療法や認知療法に反応する例がかなりあるという。これと似た現象としてわが国で昔から「対人恐怖」と呼ばれてきたものが、DSM-5の中に「taijin kyofusho」として紹介されている。「自己の外見や動作が他者に対して不適切または不快であるという思考、感情または確信」をもち、「このために対人状況についての不安と回避を生じる」ものと解説されている。このように、社交不安障害が他者から受ける評価への懸念であるのに対して、対人恐怖は他者に対して不快感を与えることへの恐れが中心である。両者の微妙な違いに、文化的な背景が反映されているのかもしれない。

強迫性障害

「不安」を共通のテーマとする神経症性疾患の中でも、パニック障害や社交不安障害は「不安」そのものが主要症状であるという点で理解しやすい。これに対して、「不安」というテーマが特有の症状に加工され、「不安」そのものは症状の背後に隠蔽されているというこみいった疾患も存在する。その一例が強迫性障害（強迫神経症）である。

強迫という言葉は少々耳慣れないもので、辞書を引くと「無理強いして相手を従わせる」という一般的用法や法律用語と並んで、「不合理と自覚しながらある観念や行為にとらわれ、抑制できないこと」といった説明が付されている。これは的確な解説であり、これに「強いて抑制しようとすると強い不安を感じる」という言葉を付加すれば、ほぼ完全な強迫現象の定義になる。

もっと砕いて言えば、「〜が気になって仕方がない」「〜しないと気がすまない」という日常表現が、強迫現象の機微をよく表している（「気」を含む慣用表現には、正常・異常を問わず精神現象を巧みに言い表したものが多い）。

実際の例としては清潔・安全・秩序などに関わる事柄が症状の場となることが多い。たとえば、自分の手や体が汚れているのではないかという疑念が常に頭を離れず、これを打ち消すためにひっきりなしに手や体を洗う、という型の強迫症状はよく見られるものである。この場合、「汚れが気になって仕方がない」というのが「不潔恐怖」という名の強迫観念、くり返し手や体を洗うのが洗浄強迫と呼ばれる強迫行為である。この例のように、強迫観念を打ち消すための心理的儀式として強迫行為が出現することも多い。

もう一つよく例に引かれるのは、「ガス栓や家の鍵を閉めたかどうか心配になり、くり返し確認してしまう」というものである。この場合は「閉め忘れたのではないか」という疑念が強迫観念、「くり返し確認する」のが確認強迫と呼ばれる強迫行為である。

　このように言えば、多くの人が「自分にも覚えがある」と考えるのではないだろうか。バス停まで行ったところで「ガスの元栓を閉めてきただろうか」と心配になり、時間を気にしながらとって返して確認した経験をもつ人も多いことだろう。このような時折の偶発的な確認現象までも強迫症状と呼ぶ必要はない。強迫性障害において問題となる行動は、質的にも量的にもはるかに顕著で執拗なものである。いったん戻って確認したものの、家を出たとたんにすぐまた心配になって再度戻る。確認して再度出かけるが、また心配になってまた戻る。何度くり返しても安心できず、強いて出かければ火事など恐ろしいことが起きるのではないかと訳もない不安にさいなまれ、ついに外出できなくなるなどというのが病理現象としての強迫である。

　このように自分でも不合理だとわかっていながら、不合理な不安の虜になって、それを止めることができない。逆に言えば、洗浄や確認といった強迫行動を続けている限りは、不安を小さく抑えることができる。それを止めようとした途端、強い不安に圧倒されそうになるため、止めようにも恐くて止められないのが強迫現象の特徴である。不安が症状の背後に隠蔽されていると言ったのはそういう意味である。

強迫行為の回数にこだわりをもつケースが多いのは一つの特徴で、たとえば最初は「7回確認すれば安心」と決めて行っていたが、次第にそれでは心許なくなって「7×7回」と回数を増やし、やがて7×7×7回に増やすといったことがしばしば見られる。こうなると毎日の生活時間の大半を強迫行為に費やすことになり、洗浄強迫のケースでは手の皮膚がひどく荒れて傷むことすら生じてくる。「呪術的」などと表現される強力な不合理の力であり、強迫現象を除けば生活機能にこれといった問題がないだけに、その逸脱ぶりがなおさら際だってくる。

清潔や安全に関わるもののほかには、秩序や形式に関わること、たとえば壁の絵が左右対称に掛かっているかどうか、書類を正しく記入したかどうかといったことに関わる不安・疑念や、人前で言ってはならない卑猥な言葉を自分が口にしてしまうのではないかなど、道徳や礼儀に関するものがある。電車のホームで前に立っている人を、線路に突き飛ばしてしまうのではないかと自分自身が恐くなるといった例もあり、実際の症状は多彩にわたる。

こうした強迫症状のテーマを振り返ってみると、清潔にしても、安全や秩序にしても、こだわりの対象自体は世間で良いこととして評価されるものが多い。「きちんとしている」「几帳面」「慎重」と言われる徳目と質的には変わらず、ただその程度が著しく度を過ごしているために、かえって不適応に陥っているのが強迫症状である。今日の社会は電車の運行やコンピュータシステムの維持管理に象徴されるように、あらゆる場面で強迫的な正確さを求められることが多い。「どちらでもよい」「いいかげんで構わない」といった緩やかさの余地がきわめて乏しく、それが人々の強迫性を助長している可能性も考えられよう。

　ただし注意したいのは、強迫性障害が強迫的な性格傾向の単純な延長として生じるのではない、ということである。過度の強迫的な性格傾向に対して、ＤＳＭは強迫性パーソナリティ障害という診断項目を用意している。強迫性パーソナリティ障害と強迫性障害は別の診断カテゴリーであり、前者が過度の几帳面、秩序指向、完全癖、対人的コントロールなどのパーソナリティ傾向によって定義されるのに対して、後者は専ら強迫観念や強迫行為といった思考や行動の異常によって定義される。そして実際に調べてみると、強迫性障害の患者のうち病前から強迫性パーソナリティ障害やその傾向をもっていたものは一部に過ぎず、過半はもともと強迫的な傾向を示していなかったという。要するに、もともとどんな性格の人であっても強迫性障害にかかる可能性があるのである。

以前には強迫神経症は比較的稀な疾患とされ、同時に治りにくいというのが常識となっていた。しかし最近の調査によれば、強迫性障害は世界のあらゆる国や地域において人口の約二％が罹患しているとも報告され、むしろ頻度の高いありふれた病気であることがわかってきている。また、精神分析の理論において強迫神経症は肛門期と呼ばれる発達段階への退行的固着によって説明され、治療関係が成立しにくく治療も困難であると考えられていたが、実際には軽症のものから重症のものまで予後はさまざまであるという。

治療に関しては薬物療法と精神療法の双方が考えられる。薬物では抗うつ薬の有効性が限定的ながら確認されており、服用例の半数程度において強迫衝動を三〇〜四〇％程度おさえるとされている。抗不安薬や抗精神病薬も用いられることがあるが、効果にはばらつきがあり、副作用や長期投与の弊害にも注意が必要である。

薬物以上に近年注目されるのは行動療法である。これにはさまざまな技法があるが、代表的なものである暴露反応妨害法では、患者が恐れて避けている状況や行動にあえて挑戦し、恐れていたような悪いことが起きないのを体験することによって、強迫症状を低減することを目ざす。

この場合、一足飛びにハードルの高い行動に挑戦するのでなく、頑張ればできそうな取り組みやすい課題から出発して段階的に進めていくことが効果的とされる。たとえば鍵をかけるたびに二百回確認せねばならなかったものを、十回ずつ減らしてはその都度慣れる時間を充分かけるという具合である。このため治療に先立って本人の不安を引き起こす刺激を点数化し、不安階層表と呼ばれるものを作成する。そのうえで点数の低いものから高いものへと無理なく（あるいは少しの無理を積み重ねて）進めていくといったやり方をとる。

行動療法の考え方は単純でわかりやすく、精神分析理論などと違って日常知の延長上にイメージできるものだが、実行するとなると簡単ではない。専門家の指導もさることながら、周囲の理解と援助が求められる所以である。

神経症概念の歴史的沿革

かつて神経症と総括されたものの中から、代表的なものを右に紹介した。このほか、かつてヒステリーと呼ばれた一群は理論的にも実践的にも重要なものであるが、ストレス関連事象として次の第五章で取りあげることにする。

　これら多彩な疾患や変調が「神経症」という言葉で一括された事情を理解するには、歴史的沿革を振り返る必要がある。そもそも神経症neurosisという言葉の使用は一八世紀後半のイギリスに始まるが、当時この言葉は精神神経疾患を広く総称するものとして用いられた。その後医学が進歩するにつれ、身体的な基礎をもつ神経疾患や重症の精神疾患がひとつひとつ独立のものとして特定されていき、結果的に神経症という言葉は、心因性で比較的軽症の一群の疾患を指すようになったと考えられる。

　神経症を理解するにあたっては、現実検討力reality testing abilityの概念が助けになる。現実検討力とは「精神内界で生じていることと、外界の客観的な事実とを弁別する心の能力」を指す。想像・不安・願望などの自分の思いを、現実に起きていることと区別する心の働きと言ってもよい。現実検討力が損なわれると心の内と外の混同が生じ、その結果として幻覚や妄想が起きる。従ってこうした徴候をもつものは、もたないものに比べてより重症と見なすことができる。

　そこでこの概念を用いて精神疾患を大きく二分し、現実検討力が保たれているものを神経症neurosis（英）、Neurose（独）、現実検討力が損なわれて幻覚や妄想を生じるものを精神病psychosis（英）、Psychose（独）とする考え方が、一九世紀以来広く行われるようになった。神経症が「比較的軽症」であるとされるのは、病態水準論と呼ばれるこのような視点に照らしてのことであり、その病気が個別のケースでどれほど現実生活に困難や支障をきたしているかは別の問題である。

　この二分法は単に理論上の要請ではなく、治療論的な意義をもっていることに注意したい。精神療法においては「内省」、すなわち患者自身が自分の心の内実を振り返ることがしばしばテーマとなるが、内省が可能であるためには現実検討力が保たれていることが必要である（第十章参照）。心の内外の区別が曖昧になっている状態で「心の中を振り返る」よう求められても、患者は当惑しかえって混乱を深めるばかりであろう。統合失調症の急性期などで内省的なアプローチが推奨されないのはこのためである。

　一般に精神病水準のケースに対しては、幻覚妄想を抑え鎮静を確保するための薬物療法と、患者の不安を低減し自我を支える支持的精神療法を選択すべきことが多い。一方、神経症水準では薬物療法の有効性にバラツキがあって疾患ごとに判断する必要があり、精神療法の選択肢も多彩となる。適切な治療法を選択するうえで、現実検討力を指標として神経症水準と精神病水準を区別する病態水準論の考え方は、実践的な有効性をもっている。

さて、一九七九年に発行されたＩＣＤ－９は神経症を以下のように定義しており、これがその当時の神経症概念の公約数を表すものであった。

①過度の不安、恐怖、抑うつ、強迫症状、ヒステリー症状など特有の症状を示す。

②明らかな身体的基盤をもたない（筆者注：脳炎など中枢神経疾患による意識障害や薬物副作用の結果として出現したものは「神経症」には含めないということ）。

③患者は現実検討力を備えており、病的な主観的体験と外界の現実を混同することはない。

このような定義を踏まえて神経症を振り返ってみると、いずれも何らかの意味で「不安」がテーマになっていることにあらためて気づく。

不安は誰でも日常的に経験する不快な感情であるが、その不快こそが不安の存在意義とも言える。危険を察知したり予期したりすると不安が生じ、不快な感情である不安を解消しようとして迅速な対処行動を起こすことが危険回避に役立つのである。身体の

「痛み」に相当する精神の警告信号が「不安」であり、「痛み」が起きないと身体的な変調への対処が遅れて大けがにつながるのと同様、「不安」が適切に機能しないと危険への対処行動が遅れて深刻な結果を生むことになりかねない。「不安」は人が生きていくために、なくてはならない重要な情動なのである。

とはいえ、不安そのものが不快な感情であることに変わりはなく、それが質的に異常であったり量的に過剰であったりするときには、本来の役割を超えて本人を苦しめることになる。それが神経症に共通する特徴であるともいえよう。合理的な理由がないのに不安や恐怖が生じるのがパニック障害や恐怖症であり、不安が加工されて特有の症状を呈するのが強迫性障害や次章で扱う転換性障害である。

このように「不安の病理」ともいうべき特徴をもつ神経症を題材として、独自の理論を展開したのがフロイトであった。

精神分析からＤＳＭへ

フロイトは神経症の心理的メカニズムを明らかにする試みをとおして、精神分析の技法と理論を考案し展開した。寝椅子を用いた自由連想法と、心の深層／真相を解き明かしていく独特の手法、そこから得られたさまざまな洞察は、精神医学や心理学ばかりでなく文学・芸術や人々の思考様式に多大の影響を与えた。ヒステリーなど各種神経症の理論的検討から出発して、心の働きに意識・前意識・無意識を区別する局所論、人の人格をイド（エス）・自我・超自我の複合体と見る構造論など、さまざまな理論からなる体系を構築し、多くの洞察的心理療法の源流ともなった。二〇世紀前半の精神医学においてはアメリカをはじめとして精神分析の影響力が相当に強く、とりわけ神経症研究は精神分析の独壇場の観があった。

一方、これに対する異論や反発も常にあり、たとえば恐怖症のメカニズムを抑圧などの心理機制から説明しようとする精神分析に対して、学習理論によってこれを説明する実験心理学からの反論がなされたことは前述のとおりである。二〇世紀後半に入ると、精神疾患に対する薬物療法や生物学的精神医学の飛躍的な発達もあって、ともすれば独断的な解釈に傾きがちで客観的な検証を受けつけない精神分析理論に対する疑問がいっそう強まった。

そのような流れの中で、精神分析に対して批判的な立場をとるＤＳＭは一九八〇年の第三版すなわちＤＳＭ－IIIにおいて、神経症 neurosis という言葉を全面的に廃止するという思いきった改訂を行った。この結果、神経症性疾患については表4－1に示したような大幅な枠組みの変更が生じた。とりわけ、精神分析的な神経症理論において最大のテーマであったヒステリーについては、病名を廃止したばかりでなく一つのまとまった疾患として扱うことを止め、症状別に分けて記載することとしている（第五章参照）。さらには従来の神経症性うつ病が気分変調性障害に変更されるなど、精神疾患全般にわたって多大な影響が生じることになった。

1980年以前の分類と名称	DSM-5における分類と名称
恐怖症	限局性恐怖症 社交不安症／社交不安障害*（社交恐怖） 広場恐怖症
不安神経症（急性発作型）	パニック症／パニック障害
不安神経症（慢性型）	全般不安症／全般不安障害
強迫神経症	強迫症／強迫性障害
ヒステリー	変換症／転換性障害（機能性神経症状症） 解離症群／解離性障害群
心気症	病気不安症

*〇〇症／〇〇障害と併記されているのは日本語への翻訳段階で行われたもので、原語のdisorderの訳語をめぐる混乱の表れである。すなわち、disorderはdiseaseやillnessほどの重症感がなく、「変調」というほどの意味をもつ語として原文で採用された。ところが、従来の日本語訳はこのdisorderを「障害」と訳したため、原意に反して重症感をかえって強めたとの指摘があった。これを是正するため、disorderの訳語を「障害」から「症」に変更する試みが進行中なのである。

表4-1　神経症関連疾患の分類と名称の変更

こうしたラディカルな変更には、「神経症」という言葉そのものに精神分析的な考え方が拭い難く染みついており、それを根こそぎ除去することが必要であるとのＤＳＭ編集者の判断が明瞭に示されている。その後、神経症という言葉は精神医学の表舞台から急速に姿を消し、ノイローゼという言葉も使われなくなった。あわせて、神経症と呼ばれた疾患を心理的原因によるものと考える立場や、その原因を深層心理に探るような治療の方向性もすっかり流行らなくなっているようである。

　確かにパニック障害を例にとってみても、突然のパニック発作に関して明白な心理的背景が存在しないことが普通である。いかなる意味でも予期できない状況で初発するのがパニック発作であり、詳細不明の何らかのきっかけによって、自律神経系の暴走が生じることだけがはっきりしている。従って、原因探しをするよりも自律神経の暴走を一刻も早く抑え、広場恐怖や抑うつ状態の続発を阻止することが治療の目標となるのは自然な流れであろう。同様の事情が強迫性障害についてもあり、苦痛な症状を取り除くことに着目した薬物療法や行動療法が治療において優先されるようになった。

　しかしながらこうした近年の変化の結果として、精神科医らが精神疾患をもっぱら脳の機能変調という視点ばかりでとらえ、人の心の発達や無意識の心理力動といった深みや広がりを見失っていないかという批判が、一方にはある。また、病態水準論に基づく「神経症／精神病」という区分には前述のように実践的な意義があり、そうした文脈では「神経症」という言葉も引き続き用いられている。

　このように神経症概念の変遷は、巨視的に見るならなお進行中の現象として、さまざまな問題を投げかけているようである。

参考文献

▼笠原嘉『不安の病理』岩波新書（一九八二）

▼K・ベルンハルト（著）平野卿子（訳）『敏感すぎるあなたへ　緊張、不安、パニックは自分で断ち切れる』CCCメディアハウス（二〇一八）

▼飯倉康郎『強迫性障害の治療ガイド』二瓶社（一九九九）

▼森田正馬『神経衰弱と強迫観念の根治法　森田療法を理解する必読の原典』白揚社（二〇〇八）

▼根本橘夫『人間関係の自我心理学　人と接するのがつらい』文春新書（一九九九）

▼大原由軌子『大原さんちのダンナさん　このごろ少し神経症』文春文庫（二〇〇九）

▼佐藤雅浩『精神疾患言説の歴史社会学　「心の病」はなぜ流行するのか』新曜社（二〇一三）

◉第五章

PTSDとヒステリー

ストレス反応のさまざまな形

原因ときっかけ

物事には必ず原因がある。そのように考えることが、我々現代人の習性になっている。ただ、一口に「原因」といっても、その意味には案外複雑な広がりがある。結核の原因は何かと問えば、「結核菌」と答えるのが正解だろうが、それが唯一の正解かといえばそうとも限らない。現実の罹患状況を見た場合、たとえば貧困による栄養不良や不衛生な居住環境が発症率を顕著に増加させることは疑いない。社会的な文脈から見れば貧困こそが結核の原因であるとも言えるし、事実そうした意味での原因を払拭し得たことが、戦後のわが国で急速に結核が減少した最大の理由であった。

結核のような身体疾患に関してすら、そのようなことがある。まして精神疾患、とりわけ社会のあり方との関連の深いストレス関連疾患の場合、原因論をめぐる多義性は想定内である。後述する適応障害の場合に、ストレス因と個人の適応能力がこもごも発症に関わることは、その典型的な例であろう。原因はストレス因か、それとも個人の適応能力不足か？　何が原因かという議論は、どこに原因を探すかという探索者側の姿勢と深く関わっており、関心のもち方次第で見える風景は相当に違ってくる。

　原因論を巡ってさまざまな切り込み方があり得る中で、「遺伝か環境か」という古くて新しい問題については第三章で触れた。図3－5をあらためて見ていただきたい。左端に位置する遺伝性疾患と、右端近くに位置するストレス関連障害にはさまれ、多くの疾患は先天性要因と後天的要因がこもごも関連して発症に至る。第二章から第四章ではそのように中間領域にある精神疾患（うつ病・双極性障害・統合失調症・神経症性障害）を順に見てきた。ＤＳＭの症候論重視という基本方針は、とりわけこの種の疾患を扱ううえで現実的な戦略といえそうである。

　本章前半では視点を移し、図3－5の右端寄りに位置するもの、すなわち適応障害やストレス障害などのストレス関連障害について見ていく。日常的な診療場面から災害支援の場に至るまで、現代の精神科臨床の中心的な課題となりつつある疾患群である。

　これらの障害はストレス因がきっかけとなって起きるものであり、診断にあたってもストレス因の存在が要請される。ただ、こうしたストレス因が障害の原因といえるかどうかは、右に述べたとおり簡単ではない。本章後半では、かつてヒステリーと呼ばれた一群の現象について扱う。これらはストレス障害と理論的にも歴史的にも深く関わるとともに、障害の原因の所在についてさらに多くのことを考えさせるテーマである。

適応障害

適応障害の概念は至って単純なものである。

DSM-5によれば適応障害は「はっきりと確認できるストレス因子に反応して、そのストレス因子の始まりから三ヶ月以内に、情緒面または行動面の症状が出現してくる」ものと定義される。かつ、それが臨床的な関与の対象となるのは、（1）当事者をとりまく外部の状況や文化的背景を考慮に入れても、ストレス因と不釣り合いなほど強い苦痛があるか、または（2）社会的機能の重大な障害があるため、とされる。ストレス因によって動揺をきたすことは人の日常につきものであるが、何らかの意味でその苦痛や影響が強すぎて、通常のやり方で処理しきれなくなった場合に適応障害として扱うことになる。

ＤＳＭは、ストレス因またはその結果がひとたび終結すれば、症状はその後六ヶ月を超えて持続することはないと規定しており、適応障害をストレス関連性の一時的な変調と考えていることがここからもわかる。症状が他の精神疾患の基準を満たさないことなども要求されるが、これはとりわけうつ病との区別にあたって重要なポイントとなる。

適応障害の症状は、抑うつ気分、不安、行動の異常などさまざまであり、これといった特異的な表徴があるわけではない。不安と抑うつ気分を伴う適応障害の例を次に示す。

【症例】

六十七歳女性。夫と死別後、マンションで一人住まいをしている。隣室の家族が引っ越していき、新しく入居してきた家族に幼い子どもがいる。そのいたずらや室内外での騒音があまりにひどいので母親に注意したところ、逆に怒鳴られて激しく責め立てられた。それ以来、ことあるごとに睨みつけられたり、聞こえよがしに悪口を言われたりする。顔を合わせるのが怖くて一日中びくびくして過ごすうちに、次第に食欲がなくなり、眠りが浅くなってきた。日中はできるだけ外出し、暗くなってからひっそり帰宅するなどするが、ちょっとした物音にも動悸や頭痛がして気の休まるときがない。近くの神経科を受診して、抗うつ薬や抗不安薬の処方を受けた。

真剣に引っ越しを考えていたところ、隣室の家族が先に引っ越して出ていき、後には穏やかな高齢の夫婦が移ってきた。安心してその後は気分が楽になり、三ヶ月ほどですっかり回復して薬も不要となった。


この例に示すように、適応障害は「日常生活の中で起こりがちな困難に対する順応の失敗」と考えれば理解しやすい。当然ながら適応障害はかなり頻度の高い現象であり、きっかけとなったストレス因は多岐にわたる。若年者ならば学校・友人関係の問題や、親との不和など家庭の葛藤、成人ならば結婚や離婚、引っ越し、家族との同居・別居、経済的問題、職場の問題など、現実にもきわめて多彩である。国際的には移住や亡命、難民生活などに伴って集団規模で適応障害が発生する現状がある。まさに、生きていくうえでのあらゆる困難が、適応障害の潜在的なきっかけであるといってよい。

国際問題などは別として、こうした困難の多くは以前であれば職場・家庭・地域などその人の属するコミュニティ・ネットワークの中で、その場に応じた支援を得て解決されることが多かっただろう。わが国の社会からこれら伝統型のコミュニティ・ネットワークが急速に姿を消しつつあり、その必然的な結果が適応障害の急増とも考えられる。社会問題の医療化とでも呼ぶべき現象で、今日の精神科医療の一つの特徴となっている。

　このように、身近な人間との不和から国際紛争に至るまで、きっかけとなるストレスフルな出来事の幅が広いのが適応障害である。日常会話の中で「かくかくしかじかのことがストレスになって、誰それがうつ病になった」などと語られる場合、実際には適応障害とみられるケースがかなり混じっている。「うつ病の増加」として懸念される現状の半ばは実際には「適応障害の増加」であろうと考えられる。

　さて、以上に述べた適応障害の定義からも明らかなように、ストレス因がなければ一連の症状は起きなかったのであるから、その意味でストレス因と精神的な不調との因果関係は明白である。その一方で、同様のストレス因にさらされたすべての人が不調をきたすとは限らないことにも注意したい。仮に多くの人々が適応的に対処できる状況において、特定の人々に限って適応の失敗が生じているとすれば、個体側の素質や対処方略をも問題にせねばならない。

　この点は先に述べた精神疾患の原因論に関して重要な点であるが、同時に治療のあり方にも影響を与えることになる。適応障害の治療では、まず心身の症状に対する対症療法的な手当が必要であり、この目的で支持的精神療法や薬物療法が活用されることが多い。そのような応急手当を施したうえで、次に何を考えるべきか。

一つは原因となるストレス因を特定し、対策を講じることである。職場で変調が起きた場合に、診断書を出して休職させるといったことはその典型例で、この場合の休職には心身の疲れを取る対症療法的意義とともに、ストレス因を遠ざけるという意味がある。そうした対策が難しいケース（たとえば家族内にストレス因がある場合）も少なくないが、首尾良くストレス因から距離をとることができれば、すみやかに症状は改善するであろう。

問題はその後である。職場から離れて休養をとれば症状は早晩軽快するだろうが、快復後に元の職場に元どおりの形で戻ったとしたら、いずれ同じことがくり返される可能性が高い。それを予防しようとするならば、あらためて発症の原因を問わねばならなくなる。そのケースにおいて不調の原因をつくっているのは、仕事のあり方や威圧的攻撃的な上司といった職場の環境要因か、それとも患者自身の不適切な認知や行動のパターンか、どちらだろうか。どちらも関与している場合、どちらがどの程度、決定的なのだろうか。

不適応と不調の原因に関するこうしたみたてを個別に行い、そのみたてにしたがって、環境に働きかけてこれを調整・改善すべきか、それとも本人に振り返りを促し、必要であれば認知療法や内省的な精神療法によって本人のあり方の修正を図るべきか、そうした治療方策を検討することとなる。

このように、適応障害の臨床ではケースのみたてに応じて治療的な配慮や工夫を柔軟に行わねばならない。それは治療者の腕の見せどころともいえるが、職場や家庭など生活の場で患者に関わる人々の協力がなければ、有効に進められないことでもある。この意味でも今日の精神科医療は、診療空間の中だけでは完結し得ない広がりをもつものといえる。

ストレス障害——ASDとPTSD

適応障害を引き起こすストレス因子は、おおむね今日の社会の中で正常人が経験し得る範囲内のものであり、何らかの事情で人がこれに適応しきれず症状を呈したものである。これに対して、通常の社会生活の範囲を越えた非常事態、たとえば戦争、自然災害、火災や交通事故、暴力、犯罪などに遭遇し、自分自身や家族の生命や安全が脅かされたような場合には、誰でも極めて強い感情的ストレスを体験する。結果として病的な状態に陥っても不思議ではない。このように破局的な出来事がもたらす感情体験を心的外傷（トラウマ trauma）、それによって惹起される一連の精神的変調をストレス障害 stress disorder と呼ぶ。適応障害が「ありがちな出来事に対する順応の失敗」であるのに対して、ストレス障害は「ありえない出来事に対する無理もない反応」と考えればわかりやすい。

ＤＳＭ－５は、ストレス障害のうちトラウマ体験の直後から症状が出現して三日から一ヶ月程度でおさまるもの、すなわち急性・一過性のものを急性ストレス障害 acute stress disorder（ＡＳＤ）とする。これに対して、症状が一ヶ月を超えて続く長期持続的なものが、心的外傷後ストレス障害 posttraumatic stress disorder（ＰＴＳＤ）である。

【症例】

二十四歳女性。西日本の実家から東京の大学院に進んで一人暮らしをしている。休暇で実家に戻っていたとき、その地域一帯を強い地震が襲った。無我夢中で家の外に避難し擦り傷程度ですんだが家は半壊した。親しくしている隣家の女性が逃げる際に転倒し、意識を失って病院に運ばれていくのを見た。自室に戻ってみると、重いテレビが寝ていた枕すれすれに横倒しになっていた。すぐには何とも思わなかったが、少し経ってからふと、テレビが頭の上に倒れていたらどうなったかと考えて背筋が寒くなった。
二週間ほどして学期が始まり東京に戻ったが、その晩から眠りが浅く、天井が落ちてくる夢を見ては飛び起きるようになった。日中は頭がぼんやりして気持ちが落ち着かず、電話やノックなどの音で驚愕して動悸がおさまらなくなる。不意に涙がこみあげて泣きじゃくることもある。アパートの周囲は民家や商店が建て込んでおり、何か落ちてきたり倒れてきたりしないか心配で、外出するのが恐ろしい。地震のニュースを見聞きするのがいやで、テレビやラジオも点けられない。勉強が手につかず、食事も喉を通らなくなってきた。尋ねて来た友人に同伴され、タクシーを使って精神科を受診した。

上記は、トラウマ体験直後の急性期の一例を示したものである。この時期には、注意散漫や失見当（自分の居る場所・時間・状況などがわからなくなること）、現実感の消失、健忘など、解離性の反応がよく見られる（解離については後述）。その後の経過の中でストレス障害を特徴づける中核症状として、①トラウマ体験を夢や覚醒時の思考の中で再体験すること、②トラウマ体験を想起させる刺激や状況の持続的回避、③睡眠障害や易怒性（怒りっぽさ）、驚愕反応などに示される過覚醒状態が知られてきた。

ＤＳＭ－５は改訂にあたり、②に関連するものとして「トラウマ体験に関連した認知と気分の陰性の変化」を加え、中核症状を四本立てとした。具体的にはトラウマ体験に関する解離性健忘、自分自身や世界に関する否定的信念（「私が悪い」「誰も信用できない」「世界には危険しかない」など）、持続的な恐怖・怒り・罪悪感といったものである。

こうした状態の当然の結果として、患者は症状を抱えて生きながらえることで精一杯となり、建設的な日常活動や社会生活に参与する余裕がもてなくなる。過去がすべてであり、現在を楽しみ未来をイメージすることが到底できない。抑うつ症状を併発することも多く、不安を抑えようとして酒や薬物の乱用に至ることもある。上記の症例は受診の時点でストレス障害の典型的な症状を呈しているが、そこから回復に向かってＡＳＤの転帰をとるか、症状が遷延・長期化してＰＴＳＤ化するかは、その後の経過にかかっている。

ＰＴＳＤは、数週間から数ヶ月の潜伏期を経て発症することが多いとされ、中には兵役から帰還して数年経った後に、テレビ番組で戦争に関する報道を見たことがきっかけでＰＴＳＤを発症した例も報告されている。米国での調査によれば、男性では今日でも戦争に関するものが最も多く、女性では性犯罪被害が最多とされる。子どものＰＴＳＤも国や地域を問わず深刻な問題である。基本的な症状は成人と同様であるが、外傷体験を言葉で語る代わりにその主題を表現する描画や遊びをくり返すなど、年齢に応じた症状の修飾が見られるという。

心的外傷体験の当事者がＰＴＳＤを起こす危険のあることは言うまでもないが、他人に起きた出来事を直接目撃した場合や、近親者や親しい友人がそのような出来事にあった場合、出来事に関連する不快な体験にくり返し曝露された場合（例：遺体収容にあたる消防隊員）などにも発症の危険があることが指摘され、こうした二次受傷への対策の必要性が指摘されている。

ＰＴＳＤの治療については、対症療法としての薬物療法のほか、上述の中核症状に対する精神療法的アプローチがさまざまな観点から試みられている。トラウマ焦点化認知行動療法はその代表的なものであり、災害時などにはサイコロジカル・ファーストエイドと呼ばれる回復支援の技法が提唱されている。

専門的な治療技法を確立し適時に供給することはもとより望まれるが、患者・被害者を支えるネットワークや信頼できる人間関係の存否がしばしば回復の鍵となることも銘記しておきたい。

ＰＴＳＤの歴史的側面

　ＰＴＳＤという概念の歴史について簡単に振り返ってみる。

外傷的な出来事がさまざまな精神症状を引き起こすことは、とりわけ戦争の際に注目されてきた。第一次世界大戦に際してシェル・ショック（shell shockすなわち砲弾ショック）と呼ばれるストレス反応が観察され、第二次世界大戦期には戦争神経症などと呼ばれるようになった。その後アメリカにおいてベトナム戦争（一九五五–七五年）帰還兵の精神的変調が「ベトナム戦争神経症」として注目され、治療および研究が進められた。そして戦争に限らずさまざまな心的外傷体験への反応として同様の症状が見られるとの認識を経て、ＰＴＳＤという概念が成立したものである。

　ＤＳＭは一九八〇年発行の第三版（ＤＳＭ–III）に初めてＰＴＳＤを収載した。わが国でもＤＳＭの導入とともにＰＴＳＤの概念が知られるようになり、一九九五年の阪神・淡路大震災、二〇〇一年の大阪・池田小学校における大量殺人事件などに際して注目が集まった。その意義や支援システムの必要性を決定的に印象づけたのは、二〇一一年三月十一日の東日本大震災と原子力発電所事故による放射能禍である。本稿執筆の時点で事故から十年近くが経過し、被災体験の急性期は過ぎたものの、慢性期に入ってなお深刻な事態が続いている。こうした問題を対象とする災害精神医学は、精神医学本来の社会的役割に関わる学問領域であり、ＰＴＳＤは他のストレス関連疾患と並んでその重要なテーマを為すものとなっている。

さて、このような歴史的経緯を振り返るとき、筆者にはいつも不思議に思われることがあった。ＰＴＳＤの概念はこのように新しいが、ＰＴＳＤに相当する精神的変調は大昔から存在したはずである。大自然の脅威や歴史の暴虐に無防備にさらされていた往古の人類が、頻繁にトラウマ体験を味わってきたことは間違いない。それなのにＰＴＳＤという概念がつい最近に至るまで存在しなかったのはナゼなのか。

そのことを考えるヒントになると思われるのは、ＰＴＳＤのプロトタイプである「ベトナム戦争神経症」の概念が、ベトナムではなくアメリカで提唱されたという事実である。アメリカ兵が安全な故国からの遠征・帰還をくり返したのに対して、ベトナム人は国土が戦場となって日常生活を蹂躙され、逃げ場のない状況で核兵器を除くありとあらゆる爆弾や化学兵器を浴びせられ続けた。当然、戦中戦後のベトナムではアメリカよりもはるかに多くの「戦争神経症」が発生したものと推測されるが、基本的なインフラ整備と人々の生存の維持が喫緊の課題であるような厳しい状況下で、メンタルヘルスに注意を向け社会資源を割く余裕はベトナムにはなかったであろう。

ＰＴＳＤという概念が二〇世紀後半に成立し得たのは、トラウマ体験が非日常的な病的体験と見なされるほどに、人類社会が豊かで安全になった証左である。だからこそ、その時点で最も豊かであり、メンタルヘルスの向上を社会の重要課題として取り上げる余裕のあったアメリカで、この現象が精神障害として認知されたのであろう。

同じ事情は、わが国の現代史の中にも見てとれる。第二次世界大戦中とりわけ日本全土への連夜の空襲が常態化した一九四五年当時、トラウマ体験は多くの日本人の日常的な現実であった。ＰＴＳＤが発生しなかったはずはなく、その数や規模は計り知れないものだったと思われるが、当時そのような認識枠組みもなければ、被害者を支援する手立ても資源も存在しなかった。「皆、同様に苦労している」という諦めとともにトラウマ体験は時代の背景に埋没し、苦悩との闘いは自助努力に委ねられた。闘いは今では超高齢となった戦争体験者の間に今日なお続いているが、こうした苦悩を精神医学的援助の対象とすべきことに我々の多くが気づいたのは、ＰＴＳＤという概念を知ってからのことだった。

さて、精神医学の歴史をあらためて眺め直してみるならば、トラウマ（心的外傷）に起因する精神の変調を扱うカテゴリーが、実は以前から存在していたことに気づく。ただしそれはトラウマ体験に対する反応という観点からではなく、特有の多彩な症状とそれを生み出す心理機制の観点から神経症の一型として扱われてきた。ヒステリーと呼ばれる一群がそれである。項をあらためて見ていくことにしよう。

ヒステリー小史

器質的異常がないにもかかわらず運動系・知覚系にさまざまな機能障害が現れ、意識野の狭窄や解離、健忘などの精神症状が出現する現象は古くから観察されていた。これらはヨーロッパ古代においては、子宮の不穏によってひきおこされる女性特有の神秘的な病気として扱われ、そこから子宮（υστερία）に由来するヒステリーhysteriaという言葉が定着したという。

一九世紀後半になって、フランスのシャルコーとジャネ（Janet, P）はこの種の症候を綿密に記載し、メカニズムの解明に取り組んだ。シャルコーは運動系・知覚系に神経機能障害を起こすヒステリーを心の疾患と位置づけ、ジャネは解離の概念によって夢遊状態や人格交代を説明した。フロイトはこの両者から影響を受けてヒステリーの臨床研究を行い、催眠浄化法から自由連想法へと技法を発展させるとともに、無意識の働きや防衛機制など精神分析の基礎理論を構築した。彼の主著の一つである『ヒステリー研究』では、抑圧された心理的葛藤が身体に置き換えられて生じるさまざまな転換症状が、解離症状とあわせて記述・分析されている。

　このようにヒステリーは、心因性疾患としての神経症の中核に位置づけられた。同時に、ヒステリーという現象やこれに対する精神分析的解釈は、文学や映画などに大きなインスピレーションと素材を提供した。

　一方で、ヒステリーという名称は上記のような誤解に基づくものであり、女性蔑視につながる懸念もあるため、より適切な名称に変更する必要性が指摘された。これに配慮してＩＣＤ－10（一九九二年）は「解離性（転換性）障害 dissociative (conversion) disorders」という名称を提示した。ヒステリーの中核症状である解離と転換を一体として扱うとともに、これを「記憶、感覚、運動の諸領域にまたがる意識的な統制の欠如」と定義して、解離症状が本質的なものであり転換症状はその副産物であるとの見方を示したものである。

ＩＣＤのこのような漸進的な姿勢とは異なり、ＤＳＭはヒステリーの名称のみならず、その概念そのものを解体する方向へと進んだ。そこには、特にアメリカで勢力の強かった精神分析の影響力を、実証的な立場から払拭する狙いがあった。ＤＳＭ－III（一九八〇年）およびＤＳＭ－IV（一九九四年）はヒステリーの解離性障害と転換性障害を分離して別のカテゴリーとし、後者を他の疾患とあわせて身体表現性障害という診断類型にまとめた。さらにＤＳＭ－５（二〇一三年）は、身体表現性障害の内容を整理したうえで身体症状症 somatic symptoms という名称に変更した。「症状重視」の基本方針が追求されているともいえるが、一方では症状の相互関係や全体性が以前より見えにくくなり、かえって非実用的であるとの批判も根強く存在する。

こうした複雑な歴史的経緯が反映され、ＤＳＭ－５のこの部分はとりわけ錯綜してわかりにくいように感じられる。後でも述べるように、実情にあわせた再分類の作業はなお進行中と考えるべきであろう。以下では旧ヒステリー概念の二本柱ともいえる解離と転換について見ていくが、ここに示す症例は理解の便宜のためごく単純化したものである。このテーマに興味のある読者は、前出の『ヒステリー研究』を一読することを勧めたい。多彩な解離症状や転換症状がさまざまな記憶や感情を伴って展開する劇的な経過、緻密かつ詳細な記録と分析に大いに関心をそそられることだろう。

解離性障害

解離性障害は、器質的な異常がないにもかかわらず意識や同一性の障害が起きるものである。解離性健忘はその典型であり、強いストレスを伴う出来事に遭遇した後などに、そうした出来事や自分自身の基本属性などを想起できなくなる症状を指す。数時間から数日程度の短時間の出来事を忘れる限局性健忘が最も多いが、生活史のすべてを忘れる全般性健忘や、特定のことだけを思い出せない選択的健忘（系統的健忘）なども見られる。

【症例】

二十歳の男性がスイムスーツ姿で海岸付近をさまよっているところを保護された。露出部分はひどく日焼けして疲れきっており、名前や住所を訊かれても答えることができず、なぜそこにいるかも説明できなかった。病院に収容し、体調の回復を待って面接したところ、名前・住所や友人とともにサーフィンをしに来たことなどを次第に思い出した。関係機関に照会した結果、前日に隣町の沿岸でサーフィン中、行方不明になっていた青年であることが判明した。

解離性健忘は前述のようにストレス障害の初期症状としても出現する。トラウマ体験後に解離性健忘を呈した場合、その症状のみで経過していく場合もあれば、ストレス障害のほかの症状を併発する場合もあるということである。解離現象は、心的外傷体験のもたらす衝撃や苦痛から自身を守るために、体験記憶を意識の外に追いやる心理的防衛の所産であると考えられている。

健忘が重篤でなかなか回復しない場合、バルビツール酸やベンゾジアゼピンの経静脈投与による催眠を施し、意識レベルを下げた状態で面接を行うことがある（イソミタール・インタビュー）。ただし健忘症状は侵襲的な体験に対する心の防衛作業と理解されるから、記憶を取り戻しさえすればよいのではなく、記憶を回復して現実と直面した際に予想される精神的な動揺を支え、苦痛な体験の受容を援助することこそ重要である。

解離を引き起こすストレス体験は、災害や事故などに限ったものではない。最近筆者の経験したエピソードを、改変のうえ紹介しておこう。

【症例】

十四歳、中学二年生の少女。少女は両親が離婚し、祖母・母・障害のある姉と四人で暮らしている。最近、母親に恋人ができ、その相手が少女宅に入り浸り、泊まり込むようになった。母親との親密な場面を見せつけられ、鳥肌が立つほどの不快を感じたが、母親は娘に配慮する様子がない。折から学校では級友ともめ事があり、それをきっかけに登校しなくなった。家にいても落ち着かず、自室にこもってゲームやSNSに浸っている。やがてハサミやカッターで浅いリストカットを行うようになった。痛みを感じると落ち着くことができた。

これに気づいた母親がさすがに驚き、恋人を家に入れることはやめたものの、不登校やリストカットは改善しない。スクールカウンセラーに相談のうえ、本人を説得してリストカットをやめるよう約束させた。その晩、少女は自室で大暴れして室内をめちゃめちゃに壊した。翌朝目覚めたときは前夜のことを覚えておらず、誰が自室を荒らしたのかと不気味そうに尋ねた。その後、少女は密かにリストカットを再開し、それ以来解離エピソードは起きていない。

このケースではストレス因は家庭の日常生活の内に存在している。少女を追い詰めたのが特定の場面なのか、あるいは日々くり返される連続したパターンなのかなど、不明の点はいろいろとあるが、少女が解消しようのない悲しみや憤りの末、自傷行為のうちにはけ口を見いだしたことは間違いない。そしてそのはけ口を禁じられたとき、その代理症状として解離エピソードが生じていることも確かである。

今日の臨床現場、とりわけ生活の困難を抱えた家庭や地域において、若い人々の中にこの種の解離現象を認めることは決して珍しくない。災害に匹敵するトラウマは日常生活の中でも発生する。ここでもまた、こうした現象の原因をどこに求めるかという問いが我々に投げかけられることになる。

解離性同一性障害についても触れておこう。これはいわゆる多重人格のことで、複数のパーソナリティ状態の間を行き来することが長期的に続くものである。幼少時の外傷体験や虐待との関連が指摘されており、こうした体験にその後のストレスが加わって発症するものと考えられる。たとえば右記の少女も、生育条件などの違いによってはこうした病型を呈していたかもしれない。

解離性同一性障害は解離性障害の中でも重症で慢性的な型と考えられ、治療は慎重に行わねばならない。安全な治療環境の中で信頼関係を築くことから始め、無理なく接近できるパーソナリティとの間に治療同盟を結び、時間をかけてパーソナリティの統合を図っていくことが必要とされる。

転換性障害

転換性障害は、随意運動機能の異常（失立・失歩・失声・チックなど）や感覚機能の異常（知覚脱失・疼痛など）が認められながら、原因となる身体疾患が見あたらないものである。DSM–5は、この障害の別名として機能性神経症状症を掲げた。心理的葛藤やストレス因に続発する場合が多いと考えられている。

精神分析理論において転換症状は、心理的葛藤にまつわる不快な情動が抑圧され、身体症状に変換されるものと解釈されてきた。解離が体験記憶を意識の外に押しやるのに対し、転換は情動を身体表現に置き換えるもので、「ヒステリー」という現象から生じる二つの代表的な症状と考えられてきた。ICD–10が解離性（転換性）障害という形で両者をまとめたのは、このような考え方に沿ったものである。

【症例】

二十三歳女性、パート勤務。近く結婚する予定であったところ、恋人が交通事故で急死した。報せを受けて病院に駆けつけたが間に合わず、嘆き悲しむ周囲をよそに本人はぼうっとした様子であった。帰宅して休み、翌朝目覚めると立てなくなっていた。ベッド上で足を動かすことはできるのに、立ち上がることも歩くこともできない。また前日の出来事を覚えておらず、何が起きているのかわからないといった表情である。家族が病院へ連れて行ったが、特に身体的な問題はないと言われた。歩けない状態が一週間続き故人の葬儀も欠席した。日が経つに連れ、恋人が死んでしまった事実を理解するようになった。同時にひどく嘆いて一時は身の安全が懸念されるほどであったが、立ちあがれない症状はいつの間にか消えていた。

恋人の急死という強いストレス体験に引き続き、失立・失歩という転換症状を生じた例である。あわせて、その日の出来事を翌日覚えていないことから、解離性健忘を起こしたものと考えられる。実際の症例では、このような形で解離症状と転換症状が合併することがよくあり、両者が共通の心理機制から生じていることが推察される。

転換性障害の身体症状は、既知の生理的メカニズムや解剖学的知識と矛盾した表現をとることが多い。たとえば手足の痛みを訴える場合、痛みの認められる領域が知覚神経の走行と一致せず、上肢では手袋型、下肢では靴下型などと呼ばれる独特の分布を示す。こういった不合理さがシャルコーのような神経病学者の注意を引き、心因性疾患の疑いを持たせたのであろう。

転換性障害ではどのような症状でも起きる可能性があるが、麻痺・視覚障害・無言状態などは特によく見られるもので、しばしばそこにある種のメッセージが読みとれる場合がある。上記の症例における失立・失歩は、あたかも「大切な人を失って自分は立ち直れない、人生を歩み続けることができない」と身体で語っているようにも解釈できよう。失立や失歩などは周囲から見れば重篤な症状であるのに、本人はけろりとして案じる風がないといったことはよく見られ、「みごとな無関心belle indifférence（仏）」などと呼ばれてきた。

また、転換性障害のみたてにあたって、疾病利得に注目する考え方もよく知られている。疾病利得とは病気になることによって得られる心理的利益のことで、一次利得と二次利得とを区別する。

一次利得は症状形成によって心理的葛藤が回避されることを意味する。上記の例では、失立・失歩という身体症状に注意が移ることによって、恋人を失った悲しみから一時的に逃避できたことがこれにあたり、恋人の葬儀に出なくてすんだのはその具体的な現れといえる。

これに対して二次利得は症状ゆえに周囲からの注目・世話・愛情などを獲得でき、場合によっては金銭的補償や休暇を得られるといった効果をさし、症状を維持する力として働くものと考えられる。二次利得は転換性障害以外の精神疾患や身体疾患でもしばしば生じるものである。

疾病利得はいかにも皮肉な視点であるが、こうした利得を得るために患者が疾病に逃避していることを非難する趣旨ではない。とりわけ一次利得に関しては、症状形成という形で回避せねばならないほどに患者の葛藤が大きく、一時的にもせよ自我の処理能力を超えている徴候として理解すべきだろう。

転換性障害の予後は概ね良好であり、大多数の場合に数日から一ヶ月程度で初発症状が解消する。総じて「ヒステリー」の転換症状は、解離症状に比べれば軽症とされる。かつては未熟で依存的な性格傾向が転換症状の背景とされたが、これにあてはまらないケースも多く見られている。転換症状に類似した身体化の傾向は、子どもや高齢者ではよく見られるとの指摘もある。

昔から「ヒステリー」を疑った場合には身体疾患による精神症状との鑑別が重要であると言われてきた。第八章で学ぶように、身体疾患による精神症状としては意識障害が起きることが多い。軽度の意識の曇りがある場合、自我の統制力が低下する結果として「ヒステリー」様の言動を示すものと考えられる。こうしたことを考え合わせると、不快な体験や情動を身体症状に置き換え、あるいは意識の外へ押し出すことによってやり過ごすメカニズムは生物学的な基盤をもつものであり、心の古層に存在する普遍的な反応様式であることが推察される。

ストレス関連障害とジェンダー

さて、本章ではまず二〇世紀末以来のストレス障害の概念について説明し、ついでヨーロッパ古来のヒステリーについて展望した。最新のＤＳＭ、ＩＣＤではこの両者は並列的に扱われており、ＤＳＭ－５では「ストレス因関連障害群」「解離性障害群」「身体症状症および関連症群」はそれぞれ七、八、九章に続けて記載されている。この配列が示すとおり、トラウマ体験をはじめとするストレスフルな出来事をキーワードとして、これらの疾患は互いに類似点の多い関連事象と見ることができる。いずれ、ストレス関連障害の分類診断体系は統合的に書き換えられることになるだろう。

そのように考えるにつけ、ヒステリーという疾患が古くから認知されてきたのに、ストレス障害がつい最近まで概念化されてこなかったという対照が、あらためて印象に強い。その原因の一端は、実はヒステリーという概念そのものの中にありそうである。

前述のように、ヒステリーは古来「子宮の不穏によってひきおこされる女性特有の神秘的な病気」とされた。近代に入ってその誤りが知られるようになってからも、ヒステリーは長く女性特有の疾患と見なされた。そこに女性性の神秘に対する讃仰よりもむしろ蔑視がこめられ、「女性は男性よりも弱くて非理性的なもの」という偏見と一塊を為していたことについては数多くの指摘がある。ヒステリーという診断はしばしばスティグマとして作用し、「依存的、顕示的、非理性的」といったステレオタイプを伴うものだった。「女性特有」にはそのような意味が含まれていたのである。

記述統計のレベルでは今日でも解離性障害は女性に多いが、頻度が低いとはいえ男性にも見られるものである。発症率に男女差の見られる精神疾患は数多くあり、その一部を表5-1に示した。表に見るとおり、男女差のありようは疾患によってさまざまである。男女差の生じる理由は総じて未解明であり、脳の構造そのものの性差から社会的要因まで、多様な条件が関わっているものと推測される。それは今後の精神医学における魅力的な研究テーマでもあるが、従来はこうしたデータを客観的に分析するよりも、既製のステレオタイプから安直に解釈する言説があまりにも多かった。

　ヒステリーの場合、その診断に上記のような固定観念が伴っている以上、医師の側には男性をヒステリーと診断することへの躊躇があり、男性患者はそのような診断を強く拒絶することが通常であっただろう。その力学が長い年月にわたって男性のヒステリー症例に対する認知を抑制してきたことは想像に難くない。男性ヒステリーという病態に関する、社会レベルでの否

自閉症スペクトラム障害	男＞女
統合失調症	男＝女
うつ病	男＜女
双極性障害	男＝女
パニック障害	男＜女
強迫性障害	男＝女
解離性障害	男＜女
アルコール依存症	男＞女
摂食障害	男＜女

表5-1　精神疾患などの発症率における性差

認といってもよい。そのようにヒステリーを女性特有の「神秘的な」疾患として女性性のうちに封じ込めてきた結果、ストレス反応性の精神障害に対する認知そのものが妨げられてきたのではあるまいか。すなわち、男性のストレス障害は否認されて他の診断を与えられ、女性のストレス障害はヒステリーと診断されるという形で。

　そこに大きな変化をもたらしたのは戦争であった。第一次世界大戦に際して兵士らが陥るシェル・ショックが注目されたことを先に述べた。驚愕に引き続く失立・失歩など一連の症状はヒステリーのそれと酷似しており、「戦場ヒステリー」あるいは「戦場における男性ヒステリー」の報告が諸家から相次いだ。しかしそうした情報は、男性的な強さのみが存在を許される軍隊というプリズムをとおして方向を変え、自国の強靱・敵国の脆弱を鼓吹し合う文脈で利用されることになった。「わが軍にはヒステリーはない、敵軍にはある」というお決まりの宣伝合戦である。

　この点はわが国も例外ではなかった。十五年戦争の時期における将兵の精神的変調に関する記録からは、わが国の軍隊においてもヒステリー（戦争神経症）が大きな問題となっていたこと、しかし専門家間の認識と裏腹に軍隊では「ヒステリー」の存在が徹頭徹尾否認されていたことが窺われるという。

男性も女性同様ヒステリーをきたし得ることは今日の視点から見れば自然なことであり、とりわけ戦場の極限状況下でそれが起きるのは無理もないことであろう。しかし、「男性もヒステリーになる」ということが、一般の知識としてどの程度共有されているかは疑わしい。そういう意味でPTSD概念の浸透は、ヒステリーをめぐるジェンダー問題をいわば飛び越す形で、男も女も強いストレスに対して無事ではあり得ないことを世に知らしめる可能性をもっている。

なお、第二次世界大戦中の一九四二年十一月、アメリカはボストンのナイトクラブ、ココナッツ・グローブで火災が起き、四百九十二人が死亡するという大惨事となった。このときの生存者や家族に認められた深刻な精神的変調や、精神科医エリック・リンデマンらによる支援活動の経験が、後のPTSD概念や被災者ケアのあり方に影響を与えたことも、あわせて知っておきたい。DSM流にいえば、そこには夥しい数のストレス障害や解離性障害のケースが含まれており、その後の経過の中で男女を問わず自殺者や多くのうつ病患者が発生したのである。

参考文献

▼H・エレンベルガー（著）木村敏他（監訳）『無意識の発見　力動精神医学発達史』上下、弘文堂（一九八〇）

▼E・クレペリン（著）遠藤みどり（訳）『心因性疾患とヒステリー』みすず書房（一九八七）

▼J・ブロイアー、S・フロイト（著）金関猛（訳）『ヒステリー研究〈初版〉』中公クラシックス（二〇一三）

▼J・ハーマン（著）中井久夫（訳）『心的外傷と回復』増補版、みすず書房（一九九九）

▼J・コーエン他（編）亀岡智美他（監訳）『子どものためのトラウマフォーカスト認知行動療法　さまざまな臨床現場におけるTF-CBT実践ガイド』岩崎学術出版社（二〇一五）

▼新谷宏伸、十寺智子他（編著）『USPT入門　解離性障害の新しい治療法　タッピングによる潜在意識下人格の統合』星和書店（二〇二〇）

▼中村江里『戦争とトラウマ　不可視化された日本兵の戦争神経症』吉川弘文館（二〇一七）

◉第六章　心身症と関連事項

こころとからだの相互作用

精神医学と心身相関

精神疾患の症状について、あらためて考えてみたい。

身体疾患がさまざまな身体症状を呈するのと同じく、精神疾患は多彩な精神症状によって特徴づけられる。これまでに扱ったうつ病・双極性障害・統合失調症・各種の神経症などは、いずれも精神機能の特有の変調を示し、こうした変調の特徴に従って精神疾患の存在が示され診断がくだされるのであった。

一方で、これら精神疾患の経過中にさまざまな身体的変調が出現することも見逃せない。うつ病では気分の障害とあわせて各種の身体症状や愁訴がつきものであり、このため患者が精神科よりも先に内科等を受診することがしばしば起きる。パニック障害の主症状であるパニック発作は自律神経系の暴走ともいえる激しい身体反応が主症状であり、精神科に回されて首を傾げる患者も少なくない。極めつけはヒステリーの転換症状であろう。心理的ストレスの存在が明らかでありながら精神面には変調が現れず、その代理症状としてさまざまな身体症状が出現する。しかも、身体そのものには何ら器質的異常が認められず、身体症状にはしばしばメッセージが託されるというのである。あたかも口べたな精神《こころ》の代わりに身体《からだ》が雄弁に語るかのようであり、このモチーフに関しては本章の後半で扱う心身症がさらに興味深い話題を付け加えることになる。

　さて、「精神疾患の結果として身体の変調が現れる」という以上の方向とは正反対に、「身体疾患の結果として精神の変調が現れる」という現象も、これまたよく知られたものである。前者は「こころからからだへ」、後者は「からだからこころへ」という対照的な方向性であるが、心身の密接な相互作用に根ざす点は同じである。「はじめに」でも触れたようにＷＨＯの提唱する有名な健康の定義（表6−1）は、心の健康と体の健康は密

Health is a state of complete physical, mental and social well-being and not merely the absence of disease or infirmity. (WHO, 1948) 健康とは、身体的・精神的・社会的に完全に良好な状態にあるということであり、単に病気・病弱の不在を意味するものではない。 原文は英語（石丸訳）。1998～99年には「a state」を「a dynamic state」に、「mental and social」を「mental, spiritual and social」に変更する提案がなされたが、WHO総会で採択が見送られた。

表6-1　WHO（World Health Organization）による健康の定義

接不可分のものであることを示しているが、本章で扱う双方向の心身相関現象はその具体的な現れとも言えるだろう。

こうした双方向の心身相関現象に関する臨床知の蓄積が、精神医学という医学分野の発展を強く後押ししてきたのである。以下、それぞれの方向に沿って概略を見てみよう。

1．身体疾患に起因する精神症状——身体《からだ》から精神《こころ》へ

まず「身体から精神へ」という方向から見ていくことにしよう。

身体疾患に基づく精神の変調は、表6-2に示すとおりきわめて多種多彩である。これらを二群に大別し、脳腫瘍や脳血管障害など脳の病変によって生じる精神の変調を器質精神病、脳以外の身体部位の病変に起因するものを症状精神病と呼び分けることが伝統的に行われてきたが、最近ではこの区分をあまり重視しないようである。

それぞれについて、典型的な例を以下に紹介する。

症状精神病——甲状腺機能障害とSLE

症状精神病については、まず甲状腺機能障害による精神症状をとりあげてみよう。

甲状腺は喉仏の少し下あたりに存在する、重さにして一五〜二〇グラム程度の小さな内分泌器官であるが、そこから分泌されるサイロキシンと呼ばれるホルモン（甲状腺ホルモン）は、全身の代謝（生体の化学反応）の速度を決定するという大役を担っている。当然ながら甲状腺の機能の変調は深刻で多彩な症状を心身にもたらすことになる。

サイロキシンが適正レベルを

・脳の疾患(器質性精神障害)	
炎症性疾患	脳炎、進行麻痺
神経変性疾患	パーキンソン病、ハンチントン病、多発性硬化症
脳の萎縮性疾患	アルツハイマー病、前頭側頭型認知症、レビー小体型認知症
脳血管障害	脳内出血、くも膜下出血、脳梗塞、血管性認知症
脳腫瘍	
頭部外傷	交通事故、建設現場での事故
・脳以外の疾患(症状性精神障害)	
感染症	肺炎、インフルエンザ、マラリア、HIV感染症
内分泌疾患	甲状腺・副腎皮質・下垂体の機能亢進あるいは低下
代謝性疾患	肝疾患、腎疾患、ビタミン欠乏症、糖尿病
自己免疫疾患	全身性エリテマトーデス(SLE)、ベーチェット病
血液疾患	悪性貧血、白血病
産褥期の精神障害	産褥期うつ病、産褥精神病
医薬品副作用	ステロイド、インターフェロン、抗ウィルス薬

表6-2　精神症状をひき起こす疾患の例

超えて過剰に分泌されるのが甲状腺機能亢進症、逆に不足をきたすのが甲状腺機能低下症である。甲状腺機能亢進症では全身の代謝が過度に促進される結果、頻脈・高血圧・発汗・体重減少・眼球突出などが見られ、甲状腺機能低下症ではこれと対照的に全身の代謝が低下して、徐脈・低血圧・浮腫・体重増加・便秘・皮膚乾燥などが現れる。いずれに関しても、全身各部位の機能がいっせいに変調をきたしていることが窺われる。

これらの身体症状とあわせて、前者では気分の転動や情緒不安定、易怒性、焦燥感、疲れやすさなどが認められ、後者では気力が低下し、精神活動が全般的に不活発かつ鈍重になる。周囲からは性格が一変したように見え、コミュニケーションに支障をきたすことも想像に難くない。しばしばそれが受診のきっかけとなる反面、精神症状に気をとられて身体疾患が見落とされ、診断や治療が遅れることもあるという。

精神科医の立場からは、精神症状が前景に立って見える場合にも、身体疾患の可能性を常に考慮せねばならないことを教える好例である。甲状腺疾患で治療を要する患者は全国に約二百四十万人存在するが、実際に治療を受けているのは四十五万人前後に止まるとの報告があり（平成二十六年度厚生労働省患者調査より）、精神科の診療場面で常に念頭に置くべき身体疾患の一つである。

疾患によっては、治療薬の副作用のために問題が複雑になる場合もある。全身性エリテマトーデス（ＳＬＥ）は自己免疫疾患の一つであり、発熱・倦怠感などの全身症状のほか関節・皮膚・各種臓器などに多彩な症状が現れる難病である。ＳＬＥの場合、病気の症状として抑うつ状態や幻覚妄想などの精神症状が見られることがあるが、ＳＬＥの治療に用いられる副腎皮質ステロイド剤も、大量投与の副作用としてさまざまな精神症状を引き起こす可能性がある。このためＳＬＥの治療過程で精神的な変調が起きてきた場合、病気の症状なのか治療薬の副作用なのか、見極めの難しい場合が少なくない。困難な病気と長年にわたって戦い続けることの心理的なストレスも当然加わり、患者の抱える問題はきわめて多面的な様相を呈するが、担当医の側が多面的なニーズに対応できる広く柔軟な対応力を備えているかどうかは保証の限りでない。

ある患者は、当初の内科主治医から「ＳＬＥの薬物療法には責任をもつが、精神科医ではないので精神症状には対応できない」と言われ、心のつらさについて耳を傾けてくれる主治医に出会うまで何度か医者を変えてきたと語った。

医療の各分野で起きてくるさまざまな精神医学的な問題に対処するため、他科からの相談に応じて治療や助言を行ったり、他科と連携して診療に当たったりする営みのことを、コンサルテーション・リエゾン精神医学と呼ぶ。コンサルテーション（consultation）は相談、リエゾン（liaison）は連携の意であるから、ひねりも変哲もない名称である。「ホウレンソウは職場の常識」であるのとすれば、コンサルテーションもリエゾンも通常の「精神医学」に含まれるはずではないかと異論も出そうである。もっともな疑問であり、ことさらこうした概念や領域が必要とされること自体、今日の医療がどれほど細分化され統合が困難であるかを示しているのかもしれない。

　コンサルテーションやリエゾンは、大規模総合病院の内部における共働という視点から論じられることが多い。しかし、今日我々の住む地域そのものが、さまざまな診療科のクリニックや病院が軒を並べる疑似病棟となっている現状を考えれば、こうした視点をあらためて精神医学の基本心得のうちに位置づける必要があるだろう。

てんかん発作と脳波検査法

　てんかんは、脳という身体部位の変調に起因する典型的な器質精神病である。

　てんかんは現在では小児科・神経内科・脳外科などで扱われることが多く、「精神疾患」としてとりあげることに違和感があるかもしれない。けれども精神医学の歴史の中では、てんかんは古来きわめて重要なテーマであった。医学の専門分化が進む以前には、精神医学が脳に関わる病気を広くカバーしていたという事情もあるが、てんかんの示す幅広い症状の中に、多彩な精神症状や独特の性格変化など、精神医学に関わる内容が多々含まれていたことが見逃せない。

てんかんのからくりを理解するためには、人間の脳の構造と機能についてある程度の予備知識が必要になる。

ヒトの大脳では、百億個を越える脳細胞が複雑なネットワークを形成して情報処理を行っている。脳細胞の働きは細胞膜の電気的特性に依拠し、大脳全体がひとつの巨大な電気装置ともいえる。そのようなシステムの一部の細胞で何らかの事情による異常な発射が起き、過剰な電気活動が生じると、その部位や発射の規模に応じて、運動・知覚・精神活動などにさまざまな変調が生じることになる。視覚を司る大脳の後頭葉で異常発射が起きると、チカッと何かが光ったように感じ、手の運動を司る運動野であれば、ピクッと手が動くといった具合である。神経細胞の異常発射はあらゆる脳部位に起きる可能性があるから、脳が司るどんな機能であれ症状として現れる可能性がある、これがてんかん発作の多様性の理由である。

筆者がある精神科病院に勤め、たまたま外来でてんかんの患者を診察していたときのことである。日頃の様子などを問診しているうちに突然会話が途切れた。どうしたのかと見ると、この女性は宙を斜めに見あげたまま、両足の爪先で床を蹴るようにして回転椅子を少しずつ回し始めた。その動作を数十秒くり返し、椅子がちょうど一回転したあたりで我に帰ったのである。

「今、発作を起こしておられましたが、わかりましたか？」

と訊ねると、

「わたしがですか？」

と、キョトンとした様子で聞き返された。発作の間は意識を失っていたため、本人は全くわかっていなかったのである。意識障害を伴うこのような発作は「複雑部分発作」と呼ばれ、側頭葉に焦点（異常発射の発生源）のある場合が多い。このように、さまざまの脳部位に焦点をもつさまざまなタイプのてんかん発作があり、こうした発作をくり返す慢性疾患をてんかんと呼ぶのである。

さて、今の例にも見られるように、それまでふつうに振る舞っていた人が、突然不可解な行動を示したかと思うとまた突然回復するという経過は、いかにも不思議かつ奇妙に感じられる。このため、てんかんをめぐっては「憑き物がついた」といった迷信的な解釈が、洋の東西を問わず古くから行われがちだった。古代ギリシアにおいて、てんかんが「神聖病」として扱われたこと、ヒポクラテスがこれに異を唱え、それが一個の病気であることを正しくも主張したが、それが証明されるまでに二千年を超える年月がかかったことなどを第一章で紹介した。

一八六四年、イギリスの神経科医ジャクソン（Jackson, J. H.）は、てんかんが大脳皮質における神経細胞の過剰な発射によるものであることを予見した。ヒポクラテスの所説を近代の言葉で言い直したものと言えるが、これを裏づけたのが一九二四年、第一章で触れたドイツのベルガーによる脳波検査法の発明である。頭皮上の電極を通して脳の電気活動を記録する脳波検査法は、てんかん発作の原因となる異常発射を波の形で描出し、あわせてその脳部位を同定することを可能にした。これによっててんかんはようやく可視化され、長年にわたる迷信から解放されたのである（図6−1）。

てんかんは後述のとおり、薬物療法によって大半がコントロールできるようになっている。治療にあたって実際に処方される薬物はてんかん発作の型によって細かく異なり、脳波検査は発作型に関する決定的な情報を与えるから、脳波検査法は現在でもてんかん治療における不可欠のツールといってよい。ただし、てんかんの診断そのものは脳波検査によって判定されるのではなく、症状や経過などの臨床情報に基づいて行われる。仮に何らかの脳波異常が見つかっても、発作が認められない限りてんかんとは診断されない。てんかんという臨床診断を前提として、その詳細を知るために行われるのが脳波検査法なのであり、この優先順位を誤ってはならない。

そもそも、一般人口においてどのような脳波所見がどんな頻度で見られるかは、謎の部分が大きい。これは当然のことで、胸部レントゲン検査や心電図検査はすべての住民がくり返し受検するから、一般

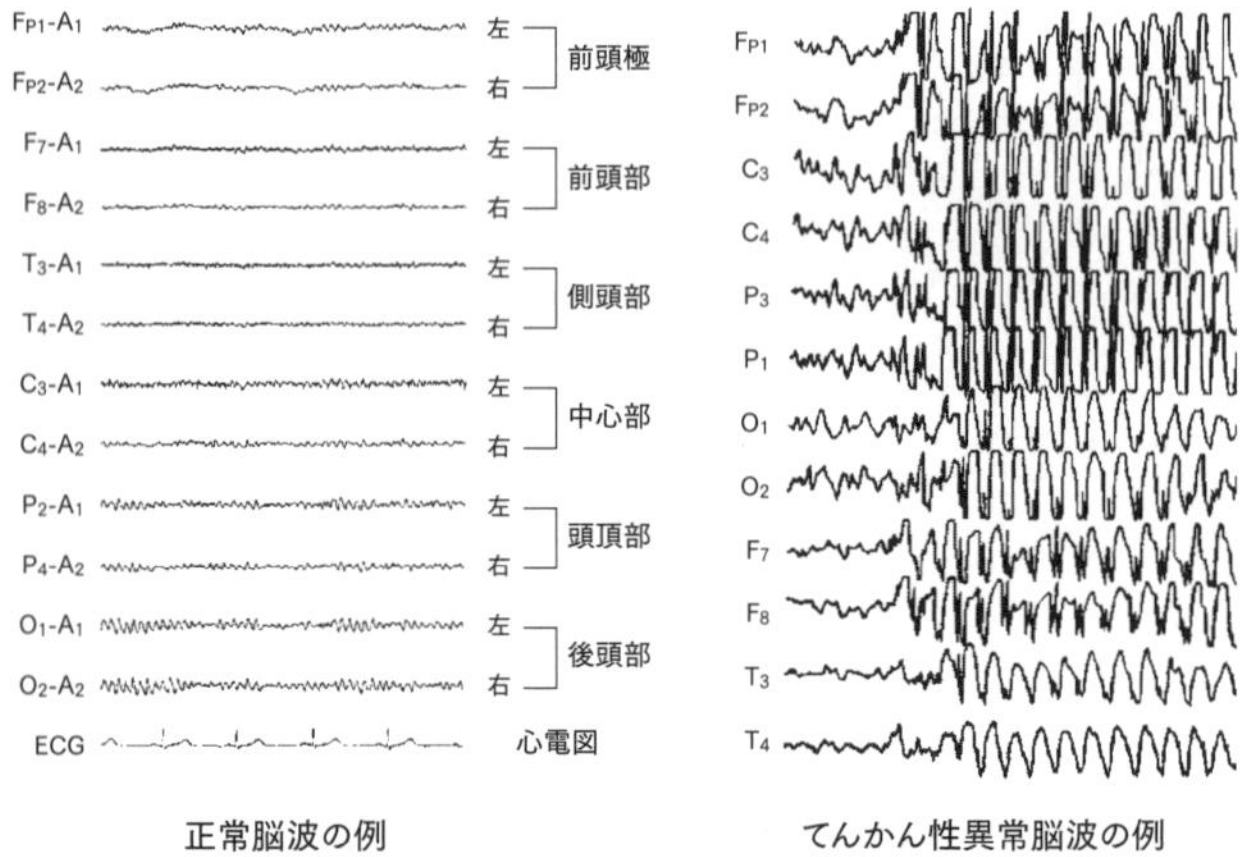

正常脳波の例　　てんかん性異常脳波の例

図6-1　脳波所見（てんかん脳波）

人口のレントゲンや心電図にどんなばらつきが見られるかについては十分すぎるほどデータがある。これに対して、脳波検査のような特殊な検査は何らかの異常を疑ってはじめて行われるから、健康人の所見にどの程度のばらつきがあるかについては、案外知られていないのである。このため標準から逸脱する所見が認められたとき、それが病理的な意味をもつものか、それとも放置して良いものなのかは、意外に判断が難しい。脳波検査に限らず、検査法が高度のものであればあるほど、正常と異常の判別にまつわるこの種の困難は大きくなるものである。

てんかん発作の代表的な型

過剰発射を起こしててんかん発作を発生させている脳部位を、てんかん焦点と呼ぶ。てんかん焦点が形成される原因はさまざまであり、頭部外傷や脳血管障害など原因が特定できるものを「症候性てんかん」、原因の見あたらないものを「特発性てんかん」と呼ぶ。特発性てんかんの発病危険率は人種を問わず〇・三％前後とされ、小児期から思春期までに初発する場合が多い。

てんかん発作は、部分発作と全般発作に大別するのがわかりやすい。部分発作は異常発射が脳の一部分に限局されているもので、先にも挙げた「腕がピクリと動く」などの運動症状、「チカッと光が見える」といった知覚症状のほか、「おなかがぐるぐる動く」といった自律神経症状など、てんかん焦点の部位に対応してきわめて多彩である。

てんかん発作の症状としては身体症状だけでなく精神症状も知られており、「特定の情景がありありと目の前に浮かんでくる」といったものから、時には本格的な幻覚妄想状態を呈することもある。こうした病態に対して与えられたのが、てんかん性精神病という名称である。精神医学の歴史の中で、統合失調症、躁うつ病、てんかんの三者は長らく「三大精神病」と呼ばれていた。「てんかん性精神病」はそれほど存在感の強いものだったのである。歴史上の人物の中でてんかん性精神病を疑われる人物も数多くあり、使徒パウロやジャンヌ・ダルクは特に有名な例である。またドストエフスキーの作品群の中でも、てんかんをもつ登場人物にしばしば重要な役割が託されている。

異常発射が大脳全体で起きるもの、あるいは部分的な異常発射が脳全体に波及したものが全般発作である。このうち全身強直間代発作は大発作とも呼ばれ、てんかん発作の代表例としてよく知られている。前兆に続いて意識が消失し、手足の強直すなわち筋肉の強い収縮が全身に波及し、のけぞるような特有の姿勢で転倒する。このような強直けいれんが数秒から数十秒続いたあと、筋肉がリズミカルに収縮する間代けいれんが十数秒持続し、やがて発作後睡眠に移行する。転倒する際に頭や体にけがを負ったり、火傷や水まわりの事故につながったりすることが少なくない。そうしたけがさえなければ一回の大発作が命に関わることはないが、発作が連続して起きるてんかん重積状態に陥ると生命の危険がある。

同じく全般発作でありながら、けいれんや運動症状を全く伴わない意識消失発作を小発作と呼ぶ。意識消失は突然起きて数秒から数十秒持続し、また突然回復する。患者は動作を停止し放心したように見えるが、発作後は何事もなかったかのように動作を再開し、発作があったことを記憶していない。発作は一日に数回から数十回にも及ぶことがある。小児期から学童期に初発することが多く、放心したような外見や学習効率の低下のため、学校からの指摘で気づかれることも多い。

以上のような各種の発作を、さまざまな組み合わせで生じる慢性疾患がてんかんと呼ばれるものである。てんかんの予後は、子どものときに発症するが成人するにつれて自然に症状が消えるといったものから、重篤な発作を反復して後遺症をのこすものまで多様であり、個別に理解する必要がある。

てんかんに対しては抗てんかん薬（抗けいれん薬）を用いた薬物療法が有効であり、使用される薬剤の効果や副作用は近年大幅に改善された。二〇世紀半ばまでは、学校や職場でてんかん発作を目撃することが珍しくなかったようであるが、そうした場面がめっきり減ったのは薬物療法の進歩と普及によるものであろう。筆者自身は二〇一〇年代のある日、患者として地域の眼科クリニックを受診した際、待合室でたまたま隣に座っていた女性が大発作を起こし、その後の対応を手伝うという経験をもったが、これまでのところこれが街中での唯一の遭遇体験である。

　てんかんの薬物療法では、抗てんかん薬の血中濃度を定期的に測定し、適切な範囲にあることを確認しながら処方調整を行う。長期の服薬が必要となるだけに、患者本人の服薬動機を維持することが重要であるが、大発作や小発作をはじめとして意識障害を伴う発作では、本人は発作があったことを認識せず覚えてもいないことが通例である。このため周囲の心配をよそに本人は無頓着であることも多く、心理教育等の重要性がいっそう強調される所以である。

　なお、てんかんの大発作について右に述べたが、これと見かけ上よく似たものとしてヒステリー性の失神発作があり、両者の鑑別が臨床上の問題になることがある。てんかん（epilepsy）の発作とヒステリーの転換（conversion）症状を見分けるという課題であるが、ゆっくり脳波検査をしたり病歴を確認したりする余裕のない救急現場では、なかなか悩ましいことになる。

あるときそのような事態が実際に起きた。若手が当惑顔で話し合っているところへ、ベテランの指導医がやってくると、気を失ったまま寝かされている若い女性患者の手を持ち上げ、彼女の顔の上にもってきて離した。手は重力に引かれてまっすぐ落ちていくと見えて、途中ですっと横に流れ、顔に当たることなく耳の傍らに落ちたのである。無意識のうちに痛みを避け身を守るこのような行動は、てんかん発作ではおよそ期待できないものである。実際、てんかん発作では転倒時に頭部などに外傷を負うことがきわめて多い。

後刻届いた情報によって、女性にはてんかんの既往はなく、すぐ近くの病院の精神科に通院中であることがわかった。

2. 心身症という病態——精神《こころ》から身体《からだ》へ

心身症の概念

心身症という言葉は多くの人にとって耳慣れたものだろうが、その意味が正確に伝わっているかどうか、やや疑わしい。既に古い話となったが一九八四年の羽田沖旅客機墜落事件では、墜落機の機長に心身症の既往があったことが、あたかも「ジェットエンジンの逆噴射」という異常行動と関連するかのように報道され、全国の心身症患者が多大の風評被害を被った。以下に示すような心身症の定義を一読しさえすれば、このように愚かしい誤りは避け得たはずである。

> 心身症とは、身体疾患の中で、その発症や経過に心理社会的因子が密接に関与し、器質的ないし機能的障害がみとめられる病態をいう。ただし、神経症やうつ病など他の精神障害にともなう身体症状は除外する。
> （日本心身医学会、一九九一年）

右にあるとおり、まず何らかの身体疾患が存在することが大前提であり、心身症とはその疾患の発生や進行経過に関する概念である。

たとえば心身症の例としてよく挙げられる胃・十二指腸潰瘍は、内視鏡検査などによって肉眼的に確認できる器質的な疾患である。潰瘍は酒や刺激物の過剰摂取やピロリ菌感染、さらには悪性腫瘍などさまざまな原因から生じうるが、特に心理的ストレスが大きな要因であると推測されるケースについて、これを心身症と呼ぶのである。潰瘍そのものを内視鏡で仔細に観察したところで、ストレス性と書かれてあるわけではない。ただ諸般の事情――いわば状況証拠によって犯人はストレスと推論される場合に付加される判断が心身症である。

以上のことを、架空の症例をとおして確認してみよう。

【症例】

三十一歳男性、医学系技官。責任感が強く協調性を尊ぶ性格。高校・大学時代は陸上競技の長距離選手で体力は十分だったが、部活動の主将として部員のとりまとめに苦労したときなど、みぞおちがきりきり痛んで食欲がなくなることがあった。就職後はまじめで精力的な働きぶりで上司や同僚の信頼が厚く、時間外の勤務も黙々とこなしていた。大きなプロジェクトに関わって徹夜が続いた後、突然血の混じったものを嘔吐した。それでも本人は休もうとせず、周囲が勧めて病院を受診させたところ、内視鏡検査で出血性の胃潰瘍が確認され休養を命じられた。検査では現在の病巣のほかに古い潰瘍による瘢痕が複数認められ、これまでにも何度か胃潰瘍を患っていることが指摘された。

心身症の具体例――正確に言うなら心身症的な経過をとることの多い疾患の具体例としては、表6−3に示すように多彩なものが挙げられる。そのことから推察されるように、心身症的な経過は決して少数の疾患に限られたものではなく、むしろありふれた現象と言える。

そのことを端的に示すのがＩＣＤ（国際疾患分類）の編集方針で、ＩＣＤは一九九〇年に公表された第十版すなわ

消化器系	胃・十二指腸潰瘍、過敏性腸症候群、潰瘍性大腸炎
循環器系	高血圧症、狭心症、不整脈
呼吸器系	気管支喘息、過換気症候群、神経性咳嗽
神経系	各種の頭痛、めまい症候群、突発性難聴
皮膚系	じんま疹、円形脱毛症、アトピー性皮膚炎
代謝内分泌系	甲状腺機能障害、糖尿病
その他	帯状疱疹、月経異常

表6-3　心身症的な経過をたどることの多い疾患の例

ちＩＣＤ－10において、心身症という名詞を使用しないこととした。その理由は心身症という概念が無意味だからではなく、逆にきわめて普遍的な現象であるからだという。つまり特定の疾患をことさら「心身症」と規定した場合、それ以外の疾患は心理社会的ストレスと無関係であるとの誤解を招きかねない。これを避けるために心身症の語を廃し、心身症的psychosomaticという形容詞だけを残すことにしたのである。心身症が臨床の現場でどれほどよく見られる現象であるか、この一事からもわかるだろう。

心身症とパーソナリティ

普遍的なありふれた現象と言ってはみたものの、心身症の起こしやすさに関しては、やはり個人差があるのではないかと考えたくなるし、それは前述の架空の症例からも感じ取れることである。話を単純にするために、二者択一の問いで考えてみよう。自身のストレス状況に敏感でストレスを自覚しやすい人と、逆に鈍感で自覚しにくい人と、どちらが心身症を起こしやすいのだろうか？

一概に言えない面もあるだろうが、少なくとも一部の心身症事例に、後者すなわちストレス認知の悪い人々が含まれていることは以前から指摘されている。

精神医学者・精神分析家であるシフネオス（Sifneos, P. E.）はアレキシサイミアalexithymiaという概念を提唱した。これはギリシア語を用いた造語で「失感情言語症」などと訳される。失語症などの器質的な障害を意味するものではなく、論理的な思考力は十分もちあわせていながら、感情を表現する言葉の働きが著しく貧困であるような心理特性を指すものである（表6－4）。

　感情を表す語彙が乏しいことは、自分自身の情動体験に関する気づきが乏しいことを意味し、従って自身が体験している不快感や身体的な違和感の認知が悪いことが予想される。そのような傾向のもとではストレスによって身体臓器に生じている負荷が見逃され、それが蓄積する結果として心身症が生じるとするのがアレキシサイミア理論の要点である。

　シフネオスは精神分析の立場からこの説を提唱したとされるが、この理論は脳のつくりやはたらきともよく照応する。

1. 自分の感情がどのようなものであるか言葉で表したり、情動が喚起されたことによってもたらされる感情と身体の感覚とを区別したりすることが困難である。
2. 感情を他人に言葉で示すことが困難である。
3. 想像力が乏しく、空想力が貧弱である。
4. 認知の対象を、自己の内面よりも外的な事実に求める。

表6-4　アレキシサイミア（alexithymia）の主要な特徴

図6－2を見ながら考えてみよう。

　脳をリンゴの実に譬えるなら、皮にあたるのが表面の大脳新皮質、果肉にあたるのが中層の大脳辺縁系であり、リンゴの芯にあたる中心部には視床や視床下部が存在する。さらに視床下部の直下には脳下垂体が接続している。機能についてみると、大脳新皮質はヒトの知的活動を遂行するのに対して、旧皮質・古皮質などとも呼ばれる大脳辺縁系は情動や本能、快不快の判断などを司る。また、視床下部には自律神経系（交感神経系／副交感神経系）の中枢があり、脳下垂体は内分泌系（ホルモン系）の中枢であって、これら視床下部－下垂体系が全身の内臓の働きをコントロールする。

　こうした三層構造の中間に位置する大脳辺縁系は、外側では大脳新皮質、内側では視床下部・下

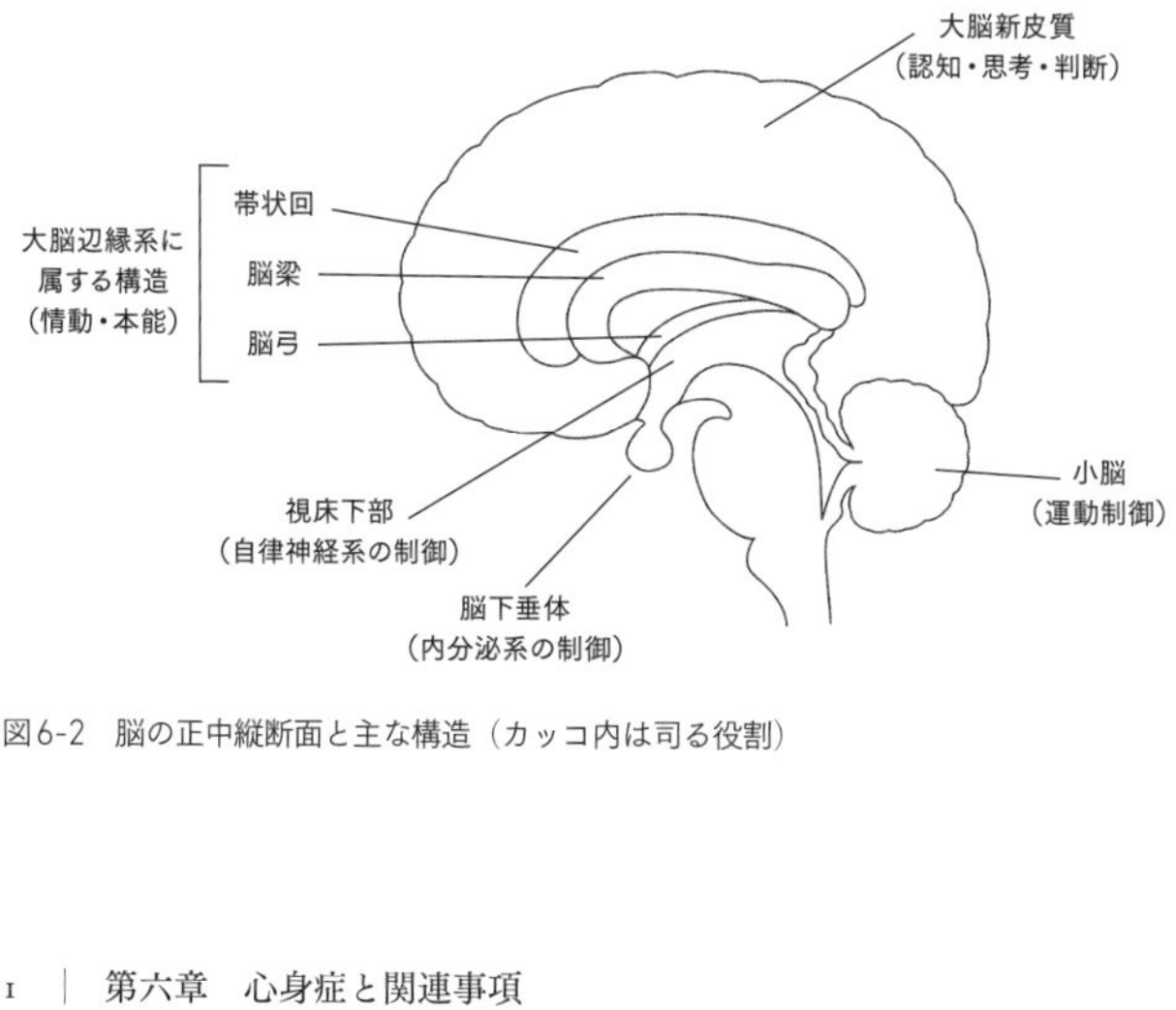

図6-2　脳の正中縦断面と主な構造（カッコ内は司る役割）

垂体に接続しているところがポイントである。すなわち、大脳辺縁系で不快と判断されるような刺激が発生した場合、これに続く二方向の変化が考えられる。

一つは身体臓器への下行プロセスである。たとえば職場での慢性的な過剰労働やハラスメントのために、疲労感や無力感、怒りや屈辱を感じた場合、それは視床下部－下垂体系を介して自律神経系や内分泌系に影響をもたらし、心拍数の増加や血圧の上昇、胃酸の分泌促進などの急性反応のほか、内分泌系の乱れや免疫力の低下といった長期的な変調を招来するだろう。

もう一つは上行プロセス、すなわち不快刺激が大脳新皮質によって認知され、気づきを生じる過程である。大脳新皮質が思考・計算・判断といった知的機能を遂行することはよく知られているが、外部環境を認知して外向きに働きかけるばかりでなく、内部環境の状態を認知して調整する内向きの働きも同じく重要な知能の役割である。

この上行プロセスが円滑に働き、自分自身が不快な情動と身体反応をきたしていることに気づけば、人はそのような心身の不具合を解消する行動をとるだろう。首尾良く過剰労働やハラスメントなどのストレス因が解消されれば、大脳辺縁系に生じた不快な情動は消退し、身体の変調も遅かれ早かれ消えていくことになる。一方、大脳新皮質の側での認知やその後の対処行動が遅れるなら、不都合な身体反応は解消されることなく持続し、その結果として心身症が生じるものと考えられる。

　このように考えると、下行プロセスによって発生した身体レベルの変調は、ストレス状況のもたらした結果であるとともに、ストレス状況を改善するよう訴える身体からの警告信号として作用していることがわかる。こうした「からだの声」を大脳新皮質が聞きとることが対処行動の出発点であり、シフネオスの提唱するアレキシサイミアはこうした聞きとり能力の乏しさに関わるものであると考えられる。

「からだの声を聞く耳が大脳新皮質に備わっているか」という問いから、連想されることは多々ある。知的障害のある人では心身の健康管理がおろそかになることがよく見られ、時として重い心身症を発症することはその一例である。標準あるいはそれ以上の知能に恵まれている人でも、何らかの事情で大脳新皮質の「耳」が適切に働かない場合には、心身症が発生する危険がいつでも生じてくる。

　心身症に関しては、タイプＡと呼ばれる行動パターン（機敏で性急、競争心が強く野心的・攻撃的）と虚血性心疾患の関連をはじめとして多くの指摘があるが、特定のパーソナリティや性格傾向と結びつけるよりも、自身のストレス状況に対する気づき（自己認知）の問題として捉える方が合理的であり生産的であるように思われる。

前節で示した医学系技官の架空症例は、社会的役割への過剰適応と行き過ぎた対他配慮のために自己認知が犠牲にされたケースであり、シフネオスの着目点などとはひと味違った、日本人にありがちの心身症の発生パターンを示しているようである。

自分自身の「からだの声」をよりよく聞きとるための技法として、エンプティ・チェア（空の椅子）法と呼ばれる心理技法を応用するやり方がある。椅子を二脚、向かい合わせに置き、その一方には自分が、もう一方には自分自身の内臓たとえば胃が座っているものとイメージする。そして自分と自分の胃袋と、一人で交互に二役を取りながら対話を進めていくというものである。

私　「この忙しいのに胃炎だなんて困るじゃないか、プロジェクト完成まであと少しなんだから、もう少しのあいだ頑張ってくれないか」

胃袋「そうはおっしゃいますが、朝はろくに食べずにコーヒーをがぶ飲み、毎晩のように揚げ物で酎ハイ、あなたが同僚や上司とやり合う度に、胃酸がタラタラ私の顔の上を流れるんじゃたまりません。少しはこっちの身にもなってくださいよ」

ざっとこんな要領であろうか。臓器になりかわって負担を言語化することにより、自身が置かれているストレス状況を客観視しようとするところに狙いがある。エンプティ・チェア法はもともとゲシュタルト療法と呼ばれる心理療法に由来し、苦手とする人物を想定してコミュニケーションの改善を図るなどの目的で考案されたものであるが、心身医学への応用はハンディで有用なものと思われる。「思考とは内面化された対話である」という言葉があることを考えあわせ、この種の技法は認知や思考を促進する目的で生活の随所に活用できそうである。

心身症とライフイベント・ストレス

要するに心身症の危険と無縁な者はおらず、一定の条件や状況のもとでは誰しも心身症を起こしうるということである。そうなると次にストレスとの関連を考えねばならない。ストレスが加わると心身症が起きやすくなるのは、直感的にはうなずけることであるが、実証的な根拠があるだろうか？

これについて、やや古くなるが有名な研究がある。ホームズ（Holmes, T.）とライ（Rahe, R.）

は大規模な質問調査を行い、まずアメリカ人のライフイベント・ストレスに関する定量的な評価尺度を作成した（表6−5、左）。次にこの尺度を用いてストレスと身体疾患の関係を見たところ、年間のライフイベントの総量が二〇〇点を超えた場合、循環器病などの発症率が有意に高まることが認められた。年間二〇〇点という数値は少々極端なものであるが、これは有意差をはっきり示すために高めの値を設定したものであろう。ライフイベント・ストレスの蓄積が心身症の発症を促進するという裏づけを示した点が重要であり、ストレス論の文脈では頻繁に引用される報告である。

　ライフイベントとは入学・卒業、就職・転退職、生別・死別など、人生において人が経験す

社会的再適応評価尺度 （T. Holmes, 1967* より）		勤労者のストレス度 （夏目誠他, 1988** より）	
ストレッサー	生活変化指数	ストレッサー	ストレス値
配偶者の死	100	配偶者の死	83
離婚	73	会社の倒産	74
ケガや病気	53	離婚	72
結婚	50	ケガや病気	62
仕事を解雇される	47	上司とのトラブル	51
妊娠	40	結婚	50
上司とのトラブル	23	妊娠	44
休暇	15	長期休暇	35

* Holmes T. H., Rahe R. H. "The Social Readjustment Rating Scale." *Journal of Psychosomatic Research* 11: 213-218, 1967.

** 夏目誠, 村田弘, 杉本寛治ほか, 勤労者におけるストレス評価法（第1報）点数法によるストレス度の自己評価の試み. 産業医学30: 266-279, 1988.

表6-5　ライフイベントのもたらすストレス

る比較的大きな出来事を指す。ライフイベントには何かしら個人的な意味が伴っており、出来事がもたらす心理的な影響や、出来事によって生じた実生活の変化に対して、人は相応のエネルギーを割いて適応せねばならない。それがストレス因となることは見やすい道理であろう。

ライフイベントの中に、死別や離婚などのつらい喪失体験と並んで結婚や長期休暇といった慶事が含まれていることにも留意したい。結婚などは幸せな体験であるとはいえ、個人の生活に大きな変化をもたらすものであり、これに伴う社交上の気苦労などとあわせて、適応のための大きな努力が必要とされる。それもまた一つのストレスであり、幸せの度合いが大きければ大きいほど、ストレス値も大きいとも考えられる。うつ病の発症状況について、近年では過剰労働やハラスメントなど負の背景が強調されるが、いわゆる内因性うつ病に関してかつては「昇進・栄転・家族の慶事などのおめでたい出来事がしばしばきっかけとなる」ことが指摘されたものである。ライフイベント・ストレスの考え方から首肯できるところである。

ホームズらの研究はストレス論に強いインパクトを与えたが、その評価尺度は一昔前のアメリカ人に対する調査に基づいている。具体的にどんなイベントがどれほどのストレスをもたらすかについて、今日のアメリカ人では事情が相当に変わっているであろうし、いわんや日本人を含む世界各地の人々のライフイベント・ストレスの実態はきわめて多様であるに違いない。そこでホームズらを参考に、日本人のライフイベント・ストレスについて調査した研究がある（表6－5、右）。比較してみると、我が国の場合は会社の倒産の重みが相対的に大きく、離婚のそれが小さいといった違いがあり、彼我の社会心理の特色が窺われる。ただしこれも一九九〇年代の調査であり、その頃を境としてわが国の職場や家族のあり方が劇的に変わったことを考えると、同じ調査を今行ったらどのような結果が得られるか興味深い。

　実践的な教訓としては、諸々のライフイベントが慶凶にかかわらず心身に負担を生じるものであると知り、一定期間内に多くのライフイベントを経験したようなときには、健康管理に相応の注意を払うといったことが考えられるだろう。「病は気から」とはこういった予防的な観点に生かすべき言葉であり、「気疲れ」を癒やして「気晴らし」を心がけることは養生の大事な眼目であると思われる。

口べたな精神《こころ》と雄弁な身体《からだ》

心身症については、筆者にもひとつの体験がある。四十代前半の初夏のある日、朝起きてみると、額から頭髪の中にかけて一面におびただしい数の小さな湿疹ができている。さっそく近所の皮膚科にかかったところ、一目でヘルペス（帯状疱疹）と診断された。

帯状疱疹を引き起こすのはVaricella-zosterと呼ばれるウィルスである。これは水疱瘡のウィルスと同じもので、水疱瘡に罹患した際に体内に入り神経節などの細胞に潜んで存在し続ける。通常はおとなしくしているが状況次第で活動性を発揮し、湿疹や神経痛などの症状を引き起こすほか、聴神経麻痺や顔面神経麻痺など重篤な神経症状を惹起することもある。こうした発症パターンは日和見感染などとも呼ばれ、何らかの理由による免疫能の低下で起きるのであるが、免疫能の低下を引き起こす代表的な原因がストレスである。つまり、これまた心身症の典型的な一例と考えられるのである。

皮膚科医は筆者の職業を聞くとニヤリと笑い、何か思い当たるストレス因はあるかと尋ねた。仕事はもちろんストレスフルな面があるが、既に何年も定常軌道を走っている。生活上の変化が何かあったかと振り返ると、実は当時、第三子の誕生を目前に控えていた。経過は良好であったものの、第一子・第二子が予定日より早くさっさと生まれたのに対して、このときは予定日直前になっても分娩の始まる気配がなかった。職業柄、過期産のリスクはいろいろと聞いており、陣痛促進の要否をめぐって担当医と話し合った直後のヘルペスである。きっかけがあるとすれば、それが一番考えやすそうであった。

筆者自身はそのことを取り立てて苦に思ってはいない、つもりだったが、事実は雄弁である。大脳皮質が認知する以上に、体にはストレス刺激が負荷されていたのであろう。なるほど心身症はこのように言葉にならない情動を代弁するのかと、身をもって学んだ次第であった。

さて、ここでヒステリーの転換症状と心身症の関係について整理しておきたい。精神医学の教科書類では、前者は神経症（DSMの最近の版に従えば不安障害ないしその関連事項）、後者は心身医学の文脈の中で別々に扱われることが多く、相互関係について論じたものはあまり見かけない。しかしこの両者は、心理的ストレスの身体化という意味では共通する現象である。転換症状では身体の器質的異常がないのに機能的な変調が現れ、心身症では身体の器質的異常が確かに存在するという違いによって概念上は峻別されるものの、震災被災地のようなストレスフルな状況において、あるいはまた身体化の起きやすい子どもの臨床において、両者が混然一体となって出現することはよく知られている。

今日の精神医学は、精神疾患の診断や分類をめぐる長年の慣行にまだまだ強く影響されている。本書でも転換性障害については第五章で、心身症については本章で、それぞれ紹介することになったが、「ストレスに曝された個体が身体化というやり方で反応する」という大きなテーマがそこに通底することを重ねて指摘しておきたい。身体化という大枠の中に、機能的反応としての転換性障害もあれば、器質疾患の心身症的発症も含まれる。さらに進んでうつ病の病理までもその延長上に見通す視点もあり得るが、ここではこれ以上立ち入らない。

最後に、ある患者が示した身体化の過程について簡単に紹介しておく。この患者の身体《からだ》が彼の精神《こころ》になりかわって何を代弁しているか、考えてみていただきたい。

【症例】

三十四歳男性A。建物設備施工会社勤務。職場で緊張を強いられる場面で、腕から前胸部にかけて強い痛みが生じることを主訴として来院。あわせて気分の落ち込みや不眠を訴え、抗うつ薬の処方を強く希望した。医師は抗うつ薬の効果については懐疑的であったが、希望に応じて処方した。翌週来院した患者は「薬がよく効いて気分が楽になった」と笑顔で報告し、あらためて生活史や病歴について語り始めた。

Aは母を早く亡くし、父・弟・父方の祖父と暮らしてきた。大学三年生の十二月に祖父が心筋梗塞で他界。その葬儀を済ませた翌週に今度は父が大動脈解離で急逝した。年明け早々、父および祖父からの相続の問題が浮上したが、幼いときから親しくしてきた叔父（父の弟）に手ひどく裏切られ、Aと弟の手許にはほとんど何も遺らなかった。

その後は困難の中でどうにか大学を卒業し、就職して十年あまり大過なくつとめ、結婚して家庭的にも安定していた。しかし、来院直前の会社の異動でAのかねてからの希望とは全く違った内示があり、その背後に直属上司の背信的な動きがあったと知った頃から調子が悪くなった。上司や会社幹部と面談の際など、左腕から痛みが始まって前胸部が締めつけられるようになり、息苦しく感じたという。

抗うつ薬開始後は気分の改善とともに痛みも弱くなり、毎月通院して処方を受けるとともに近況を語ることをくり返した。初診から五年経った時点でなお二ヶ月に一回程度の通院を続けていたが、緊張時の胸部痛を訴えることはいつの間にかなくなっていた。

参考文献

▼K・D・アッカーマン他（編）村井俊哉、林晶子（編訳）『ピッツバーグ・総合病院精神医学マニュアル　コンサルテーション・リエゾン精神医学』丸善出版（二〇二〇）

▼兼本浩祐『てんかん学ハンドブック』第四版、医学書院（二〇一八）

▼金澤治『知られざる万人の病てんかん』改訂二版、南山堂（二〇〇六）

▼O・テムキン（著）和田豊治（訳）『てんかん病医史抄　古代より現代神経学の夜明けまで』医学書院（二〇〇一）

▼永田勝太郎『心身症の診断と治療　心療内科新ガイドラインの読み方』診断と治療社（二〇〇七）

▼成田善弘『心身症』講談社現代新書（一九九三）

▼百武正嗣『エンプティチェア・テクニック入門　空椅子の技法』川島書店（二〇〇四）

◉第七章 酒害とアルコール依存

依存という病

1．依存症とアルコール問題

依存という病

病気という現象を、我々は自分に敵対するものとしてイメージする。ウィルス感染症のように外界から襲ってくる病気もあれば、がんや内分泌疾患のように体内に発見される病気もあるが、外からであれ内からであれ、ある種の災難としてわが身に降りかかってくる点は同じである。精神疾患の場合、状況認識の主体である精神そのものが病に冒されるという厄介な事情があり、このため敵の正体を正しく察知できないことがまま起きるけれども、病気という出来事が「降って湧いた災難」である点は身体疾患と変わりがない。病気は有害な侵略者であり、「わたし」という存在を脅かす危険な他者である。

依存症は、この点やや違った特徴をもっている。たとえばアルコール依存症の場合、この病気の中心にあるのは「酒を飲む」という患者自身の行動であり、患者はその行動によってわざわざ病気を作り出している。「身に降りかかる災難」というよりも「身から出た錆」といった方が相応しいだろう。むろん、依存症の患者は飲酒をやめたくともやめられない状態に陥っており、だから「病気」と呼ばれるのであるが、それにしても自らを蝕む病的な行動を自ら続ける姿は何とも不可解であり、得体の知れない不安を見るもののうちに呼び起こす。

「一盃は人、酒を飲む／二盃は酒、酒を飲む／三盃は酒、人を飲む」。千利休が語ったとされるこの言葉は、こうした依存症の本質を見事に要約する。酒という物質が人の行動を支配して、意志の自由を奪うのが依存症の恐ろしさであるけれども、自ら進んで一盃、二盃と飲み続けたあげくの三盃目であることは否定できない。そして、どこまでが自分の意志による飲酒であり、どこからが酒の魔力に支配されての飲酒であるのか、一線を引くことはきわめて難しい。一線のどちら側に自分がいるのかわからぬまま、今夜もまた多くの日本人が酒を飲み続けている。

アルコールをはじめとする各種の依存症は以前には注目を浴びることが少なく、「アル中」というレッテルの悪しき印象や患者対応の難しさも手伝って、若い研修医などには敬遠されがちの領域であった。その後アルコールや薬物中毒の問題が社会全体に拡散し、さらにインターネットやゲームなどへの行為依存が社会問題化するにつれ、急激にこの領域の重要性が増している。その背景には、人の隠れた欲求を掘り起こし煽り立て、ビジネスの機会を見いだそうとする現代社会の悪弊が透けて見える。この根本が修正されない限り、依存症の深刻化に歯止めをかけることは望めないであろう。

依存の対象となる物質や行為は多彩であるが、依存症の病像はよく類似しており共通点が多い。そうした共通点を最も良く表すものとして古くから知られてきたのが、本章でとりあげるアルコール依存症である。

飲酒の歴史と文化的背景

果実や穀物から酒を製造して摂取する習慣は歴史とともに古く、今日まで存在した大多数の文化圏に酒造と飲酒の跡が確認されている。ギリシア神話に登場するディオニュソス神は、豊穣を司るとともにぶどう酒と酩酊の象徴でもあった。旧約聖書の創世記には、洪水が引いて地上に出たノアがまっさきにぶどうを栽培しぶどう酒を造ったことが記されている。酩酊したノアは天幕の中で裸のまま寝てしまい、これがきっかけで家族内に深刻な問題が生じることになる。本朝では、古事記・日本書紀に記されるヤマタノオロチ伝説が有名である。スサノオノミコトは八樽の酒をもって大蛇の八つの頭を深く酔わせ、この難敵を易々と斬り倒した。

　酒類の酩酊効果は古くから知られていたものの、もともと酒は神事や晴れの場で用いられる貴重品であり、その消費者層や消費量は限られたものであった。やがて酒を安価に造る技術が開発され、経済の発達とともに人々の購買力が増すにつれ、酒害もその規模を増していった。ヨーロッパの場合、一六〇〇年代にオランダで雑穀から安価にジンをつくる製法が開発され、オランダ商人によって各地にもたらされた頃から、酒害が本格的な社会問題として浮上してきたという。

　現代の世界を見回すと、飲酒という行為の社会における位置づけは多様である。たとえばイスラム教は飲酒を厳格に禁じており、世界で十六億人になんなんとするイスラム教徒はそのほとんどが酒を全く飲まない。どんな文化圏にも逸脱者は存在するだろうが、酒害が大規模な社会問題となることは現在のイスラム文化圏では起きそうもない。

　一方キリスト教や仏教その他の文化圏は、地域や背景によって酒の許容度にかなりのバラツキがある。その中で日本を含む東アジア文化圏は飲酒に対して際だって寛容であり、酒を社会生活の潤滑油として積極的に活用する伝統をもっている。そのような文化圏において、ともすれば酒害の認識は甘くなりがちである。「酒の上でのことは水に流す」という日本流のやり方が世界標準として通用しないことは、かねがね戒められているところである。

アルコール問題の広がり

飲酒に起因するさまざまな問題を総称してアルコール関連問題という。その頂点はアルコール依存症であるが、裾野の広がりにも注目する必要がある。二〇〇八年のデータを基にした厚生労働省研究班の推計によれば、アルコール過飲による社会的損失は実に四兆円を超えたが、その七割は欠勤や生産性低下、各種の事件や犯罪など、医療に要した費用以外のものであったという。

アルコールの健康問題について論じる場合、有力な目安とされるのが「多量飲酒者」の動向である。多量飲酒者は、「純アルコール量にして一日あたり六〇グラム以上の酒類を飲む者」と定義される。ビール五〇〇ml缶三本、清酒なら三合にほぼ相当する量であり、これを毎日摂取する者では耐性が大幅に増強され、アルコール依存症の準備状態にあるものと考えられる。このような多量飲酒者は、二〇一三年の調査で九百八十万人（男性七百八十五万人、女性百九十五万人）にのぼるものと推定された。国民の一割近くに及ぶ数である。

同じ時期にアルコール依存症と診断された者の数は約四万人に過ぎないが、実際には百万人前後のアルコール依存症者が存在するものと推測され、その大多数は必要な治療が行われず放置されていることになる。第一章で紹介したＤＡＬＹを指標としてみても、アルコール乱用はうつ病・躁うつ病や認知症に次ぐメンタルヘルス上の大問題となっている。

アルコール関連問題は、図7－1に見るようにピラミッド状の階層構造として示される。現在の日本では成人の大多数が多少とも酒をたしなむが、これら総飲酒人口のうち一部が多量飲酒に移行し、多量飲酒者の

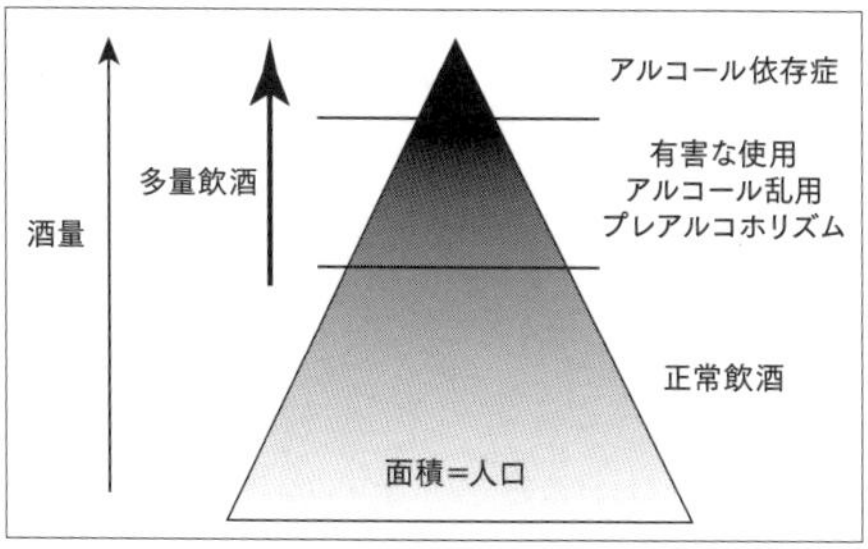

図7-1　飲酒量とアルコール問題との関係
（https://www.roumap.com/info/3057.htmlより）

中からアルコール乱用が発生し、一部はアルコール依存症に陥ることを、この図は示している。従って、問題の頂点を為すアルコール依存症を予防するためには、その準備段階にあたる多量飲酒者の飲酒行動を改善する必要があり、さらに遡って正常飲酒から多量飲酒への進展を防止することが望まれる。酒に強くなることを男性性やバイタリティの象徴として称揚する向きもあるが、実際にはこのピラミッドを上方に向けて移動することにほかならず、そこに何の益も見いだされない。

アルコール関連問題は、以前は壮年男性に特有の問題と考えられていたが、近年では若年者・女性・高齢者などに広く拡散している。このうち飲酒の低年齢化については、心身の発達途上にある若年者の健康に悪影響を及ぼすほか、薬物中毒や非行の芽になることも指摘される。未成年が酒を覚えるきっかけとして、実は家庭内で親から教わるケースが多いことが指摘されており、酒害の認識が家庭に浸透することも必要である。

女性のアルコール依存症は表7-1に見るとおり男性よりはるかに少ないものの、顕著に増加しつつある。妊娠中の飲酒が胎児に与える悪影響は胎児アルコール症候群として総括され、アメリカでは大きな社会問題となっている。妊娠中の女性に対する周囲の配慮も重要であろう。

一人暮らしの高齢者が寂しさを紛らわすためにアルコールに流れるケースが以前から報告されてきたが、今日では高齢者に限らず孤立した生活をおくる人々が広くリスクを抱えている。震災などの災害被災地で生活の根拠を根こそぎ奪われた人々も、ハイリスク群に属する。このように酒害は個人の健康問題であるばかりでなく、社会的な問題や構造的なストレスと深く関連している。

飲酒開始から依存症形成までの所要期間について調べた研究では、一般に低年齢のものほど所要期間が短く、女性は男性よりも所要期間が短いことが知られている。詳しいメカニズムは不明であるが、若年者や女性を酒害から守る必要性を示唆していることは間違いない。

	男性	女性	総計
ハイリスク飲酒者（1日平均男性40g以上、女性20g以上）	726万人	310万人	1,036万人
問題飲酒者（AUDIT*12点以上）	516万人	77万人	593万人
アルコール依存症の疑いのある者（AUDIT15点以上）	256万人	36万人	292万人
ICD-10診断基準によるアルコール依存症生涯経験者	94万人	13万人	107万人

表7-1　日本の飲酒問題の現状（特定非営利活動法人アスク「調査日本の飲酒実態」https://www.ask.or.jp/article/857より、一部改変）
*AUDIT（Alcohol Use Disorders Identification Test）に関しては以下を参照。
https://www.e-healthnet.mhlw.go.jp/information/dictionary/alcohol/ya-021.html
https://kurihama.hosp.go.jp/hospital/screening/audit.html

2．アルコール誘発性障害とアルコール使用障害

物質関連障害という見方

アルコールや薬物など、何らかの物質を摂取したことに関わる精神障害を、ＤＳＭでは物質関連障害と総称する（表7-2）。これを物質誘発性障害と物質使用障害に大別するところにＤＳＭの工夫がある。物質誘発性障害は、その物質の摂取や中断が人体に与える影響（モノがヒトに与える害）であり、中毒症状や離脱症状がこれに含まれる。これに対して物質使用障害は、物質の摂取をめぐる人の側の非適応的な行動（ヒトのモノに対する病的なアプローチ）であり、乱用や依存がこれに相当する。本章冒頭に述べたような依存症特有の不思議さは、物質使用障害という概念に集約されるものといえる。

物質関連障害は原因物質の種類に応じて「アルコール関連障害」「大麻関連障害」などと呼び分けられ、それぞれに関

物質関連障害

- 物質誘発性障害（モノがヒトに及ぼす有害な作用）
  - 中毒　物質の摂取によって症状が引き起こされるもの
  - 離脱　物質の摂取を中断することによって症状が引き起こされるもの
- 物質使用障害（モノに対するヒトの病的なアプローチ）
  - 乱用　非適応的で社会規範を逸脱した物質使用のパターン
  - 依存　心理的依存や身体的依存を生じ、その物質を摂取せずにはいられなくなった状態

表7-2　物質関連障害のDSM-IVによる区分

してアルコール誘発性障害（アルコール中毒、アルコール離脱）とアルコール使用障害（アルコール乱用、アルコール依存）などと区分されることになる。問題となる物質は多様であり（後述表7―4参照）、物質誘発性障害の症状は各物質の特性に応じてさまざまである。しかし、物質使用障害に陥った患者の行動様式には共通の特徴が多く見られるので、アルコール使用障害について詳しく知っておくことは特に実用的な意義が大きい。

アルコール飲用の急性効果と長期的影響――アルコール誘発性障害

酒類に含まれているアルコールは、厳密にはエチルアルコールまたはエタノールと呼ばれる分子である（図7―2）。分子量四十六と有機化合物の中では小型であり、親水性が高いので水で希釈すること、つまり割って飲むことが可能になる。同じアルコール類でも、メチルアルコール（メタノール）は神経系とりわけ視神経に対する強い毒性があり、エタノールが払底した社会状況下でメタノールを飲用して失明や死亡に至るケースがしばしば報告されてきた。以下では、エタ

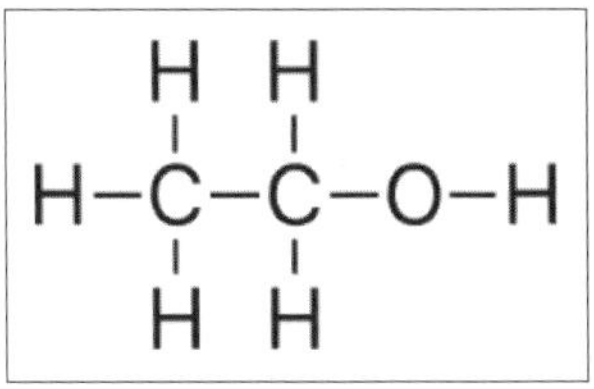

図7-2　アルコール分子

ノールを単にアルコールと呼ぶことにする。

アルコールのもたらす急性作用は酩酊、すなわち酔っぱらった状態としてよく知られている。アルコールは脳細胞の活動に対して強い抑制作用を持ち、その効果が酩酊として観察されるのである。飲酒すれば総じてけたたましく快活になるから、アルコールが抑制性物質であるのは意外に感じられるかもしれない。これは以下に述べるような「脱抑制」（抑制の抑制）の結果である。

アルコールの脳に対する抑制作用は、図7-3に示すように段階的に進行する。まず、「ほろ酔い」の段階（a）では大脳新皮質に対する抑制が生じる。脳の表面にある大脳新皮質は理性的な判断を司り、脳の深部にあって喜怒哀楽の感情や本能の働きを担当する大脳辺縁系に対して抑制をかけている。この抑制作用が抑制されるため、いわばブレーキが外れて脱抑制が生じ、大脳辺縁系の活動がより直接的に言動に表れるのである。酒が入って緊張が緩み、感情のままに発言したり行動したりするようになるのがこの状態である。慎みの欠ける憾みもあろうが、リラックスしてうちとける効果もあり、酒宴で期待されるのは概ねこの水準までであろう。

ついで狭義の「酩酊」の段階（b）では、アルコールの抑制作用が大脳新皮質を越えて大脳辺縁系に及ぶ。感情の表出が激しく不安定になり、同じ話をくり返したり周囲に絡んだりすることが出てくる。小脳にもアルコールの抑制作用が及ぶため、呂律がまわらなくなり、足がふらついて酔歩（千鳥足）になる。これらの構音障害や歩行障害は、神経疾患で見られる小脳失調症状と基本的に違いがない。アルコールの中枢神経に対する直接作用と並行して、アルコールが肝臓で分解されて生じる毒性の強いアセトアルデヒドが血中に放出され、悪心や嘔吐を生じる。悪酔いと称される状態である。

　さらに飲み続けるとアルコールの抑制作用は大脳全体に及び、脳幹部や脊髄に

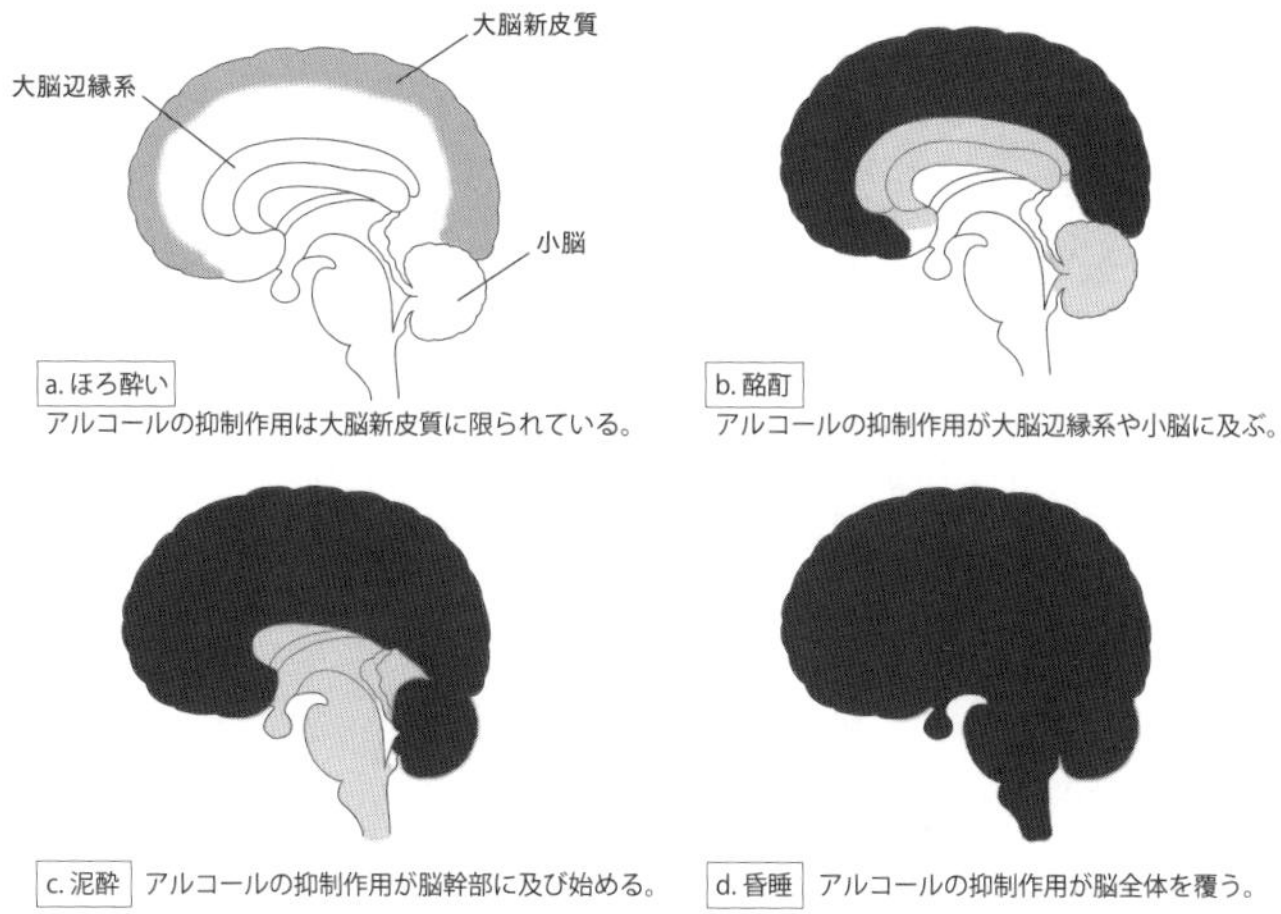

図7-3　酩酊の進行

も影響が出る。「泥酔」すなわち酔い潰れた状態である（c）。この段階では吐物を喉に詰まらせて窒息するなどの恐れがあり、放置せず見守る必要がある。脳幹部には、呼吸や体温調節など生命活動を司る重要な中枢があるため、アルコールの抑制作用がさらに強くなれば昏睡を経て死に至る（d）。

毎年、春先の新人歓迎会シーズンには、こうした急性アルコール中毒による事故のニュースが決まって報じられる。いわゆるイッキ飲みは危険な行為であり、飲みたくない人・飲めない人への飲酒の強制はアルコール・ハラスメントと呼ばれる人権侵害であって、いずれも厳重に慎むべきことである。

以上に素描した典型的なプロセスは単純酩酊と呼ばれる。これに対して複雑酩酊は、飲酒の結果として気分が極端に動揺し著しい興奮を示すもので、「酒癖が悪い」「酔うと恐い」などと評されるものである。通常は抑えられている衝動性や未熟さが、脱抑制の結果として顕在化するものと解釈される。さらに、病的酩酊と呼ばれるものは、比較的少量の飲酒によって意識障害を生じる質的に異常な酩酊であり、見当識障害や幻覚妄想をきたして大きな事故に至ることもある。病的酩酊は、脳の器質的障害などの病的背景に由来することが多い。

一方、長期にわたる多量飲酒の身体の健康への害はいっそう深刻である。肝炎や肝硬変などの肝障害が有名であるほか、心臓病や脳血管障害などの循環器障害が起きやすくなり、糖尿病のリスクも高くなる。栄養の偏りや抵抗力の低下を来すため、肺炎などの感染症にも罹患しやすい。結果として、アルコール依存症の患者はそうでない者に比べて平均寿命が十年から二十年短く、肝硬変・心臓病・肺炎・自殺などの死亡率が十〜二十倍も高くなるという。

乱用と依存――アルコール使用障害

多量飲酒を継続するにつれ、こうした身体への害に加えて精神や行動への悪影響が生じてくる。飲酒の結果として職場・学校・家庭での活動が損なわれたり、対人関係が悪化したりする場合、そのような飲み方をアルコール乱用という。飲酒運転をくり返すなどの反社会的な行動や、病気治療のため医者から禁酒を勧められているのに飲み続けるといったことが含まれる。二日酔いによる欠勤や作業能率の低下、家計の圧迫や飲酒下での暴言・暴力等から来る家庭不和、泥酔による警察沙汰など、乱用の徴候と見られる現象は多岐にわたる。

乱用を続けるうちに、片時もアルコールなしではいられない状態になると、アルコール依存症の成立である。ただ、こうした経過中のどの時点で依存が始まったか、すなわち止めようと思っても止められなくなったのかを判定するのは難しい。そうした困難を踏まえ、ＤＳＭ－ⅣからＤＳＭ－５への改訂にあたっては従来の「乱用」と「依存」の区別が廃され、両者を包含するものとして「アルコール使用障害」というカテゴリーだけがＤＳＭ－５に示されている。

そこでは飲酒に対する強い渇望があること（心理的依存）に加え、飲み始めの意図よりも決まって大量・長時間飲んでしまうこと（コントロール喪失）、耐性形成や離脱症状（身体的依存）、飲酒の結果として職場・学校・家庭などの責任を果たせなくなっていることなど十一項目が列挙され、十二ヶ月以内に二項目が認められれば「アルコール使用障害」と診断することとされている。「アルコール」とあるところを他の物質や行為に置き換えることによって、各種依存症の診断基準を類推できる点でも有用である。

飲酒歴の当初において、酒の飲み方を知らない若者が思いがけず酒に飲まれてしまうのは、アルコール誘発性障害の範疇で説明可能かもしれない。しかし、そのような失敗をくり返しながら飲酒を控えようとせず、周囲の忠告に耳を貸さなくなった状態では、アルコール使用障害が始まっている可能性が大である。以下では依存症という言葉を使っておくが、より中立的に響く使用障害の語を用いることにより、より早い段階で多くの人々が危険に気づくことが期待できるかもしれない。

依存症の二つの側面――心理的依存と身体的依存

依存症を理解するにあたって、依存には心理的依存と身体的依存の二つの側面があることをまず知っておきたい。

心理的依存とは、酒や薬物を摂取したいという強い欲望が持続し、これをコントロールできない状態にあることを指す。強迫的で制御不能な飲酒欲求と言い換えてもよい。朝から晩まで「酒を飲みたい」ということで頭がいっぱいになり、どうやって酒を手に入れるか、どうしたら人目につかずに飲めるか、そればかりにとらわれているという、そのことである。

アルコールに対する心理的依存には「否認」と呼ばれる現象がつきものである。「自分が引き起こしている問題の大きさや、時には酒を飲んでいる事実そのものを認めようとしない」というものである。単なる嘘や言い訳とどう違うのか、理屈で説明するのは難しいが、確信に満ちた患者の主張ぶりには、こちらが間違っているように思えてくるほどの押しの強さがあり、事実に反する自身の言い分を患者自身が固く信じ込んでいる節がある。

いずれにせよ、明らかに飲酒の形跡があるのに「飲んでいない」と平然と言い抜けたり、「酒は嗜むが、人に迷惑などかけない」と居直ったりするのであるから、周囲の心証をいっそう害することが避け難い。行動修正や治療の動機をもつことの大きな妨げでもあり、否認はアルコール依存症のきわめて厄介な特徴と言える。

一方身体的依存は、身体がアルコールなしではバランスを保てなくなっていることを意味し、具体的には耐性形成や離脱症状によって示される。耐性形成とは要するに酒に強くなることであり、先にも述べたとおり酒に強くなるのは危険な徴候でこそあれ、何ら自慢になることではない。

アルコール依存症の離脱症状としては不眠・不安・不機嫌などに加え、表7−3に示すようなものがある。このうち振戦譫《せん》妄は、長

手指振戦	指や手から時には全身に及ぶ激しい震え
けいれん	意識消失を伴う全身のけいれん発作
アルコール幻覚	小動物などの幻視や幻聴
振戦譫妄	（本文参照）

表7-3　アルコール依存症において認められる代表的な離脱症状

期にわたる大量飲酒後に飲酒を中断した際に起きやすく、激しい全身の震え（振戦）とともに、譫妄状態すなわち意識混濁を背景とした活発な幻覚妄想状態を呈するものである。譫妄は、認知症患者の夜間譫妄や、高熱を発する疾患での熱性譫妄、全身麻酔の手術後にみられる術後譫妄などのようにさまざまな状況で出現するが、中でも振戦譫妄は症状が激しく、栄養失調その他の条件も重なって命に関わることがある。

離脱症状は体内にアルコールが十分存在する限り起きないから、これらの症状を避けようとして飲酒を重ねるという悪循環が生じる。手の震えを周囲から気づかれないよう、常に酒を携行して仕事の合間にこっそり飲むなどといった具合である。しかし、もとより隠しきれるものではなく、いずれ露見して問題化することは避けられない。

心理的依存と身体的依存の相対的な強さは、物質によって異なっている。表7－4に見るとおり、心理的

薬物	心理的依存	身体的依存
大麻	中〜強	弱
タバコ	中	弱〜中
アルコール	中〜強	強
覚醒剤	強	弱
睡眠薬、抗不安薬（ベンゾジアゼピン系）	中〜強	弱〜強
モルヒネ、ヘロイン	強	強
コカイン	強	弱

表7-4　心理的依存と身体的依存

依存のみならず身体的依存の強いことがアルコールの特徴である。

精神症状と人間関係の病理

アルコール依存症の経過中には、さまざまな精神症状が観察される。幻聴や被害妄想はよく見られ、統合失調症の陽性症状と酷似しているため鑑別を要することがある。

これとは別に嫉妬妄想と呼ばれるものがあり、これは依存症の男性が配偶者の貞節に妄想的な疑いをもつもので、しばしば暴力行為の原因となる。夫が酒浸りで生活費を稼がなくなれば、妻は働きに出ることが増えるであろう。そのことへの後ろめたさや、アルコール過飲が性的な機能を損なうなどの背景があって、「妻が外で不倫を働いているに違いない」との妄想的確信に至るという心因性の機序が想定されている。

長期間の大量飲酒は抑うつ状態を引き起こすことが知られ、アルコール依存症の三割程度にうつ病の合併が見られるとの報告がある。逆に、抑うつ状態や不眠を紛らわそうとして酒量が増え、アルコール依存症に陥るケースもある。飲酒は実際には、抑うつ状態や不眠を悪化させることを知っておきたい。

器質的な脳障害としては、記憶の障害を主徴とする健忘症候群が代表的なものである。短期記憶の障害が特に顕著であり、話しているうちに前の話題を忘れたり、数時間前の家族との面会を思い出せなかったりし、そのような記憶の欠損を作話で埋め合わせるのも特徴的である。健忘症候群はコルサコフ症候群とも呼ばれ、ビタミンB_1の欠乏が主たる原因である。同じくビタミンB群に属するナイアシンの欠乏によってペラグラと呼ばれる全身疾患が起きる場合もあり、酒浸りの状態での栄養失調の深刻さが窺われる。アルコール依存症では認知症の頻度も高い。栄養失調のほか、血管壁の脆弱化を背景とする脳血管障害、酔った状態で頭部打撲をくり返すことによる慢性硬膜下血腫などさまざまな背景が指摘されており、ここにも酒害の多面性を見ることができる。

このように多面的な心身への害（個人病理）に留まらず、患者をとりまく人間関係に大きな傷を与えることこそ、アルコール依存症の重要かつ悲劇的な特徴である。

本来は立派に役割を果たしていた社会人が、職場では失敗や無責任な行動をくり返して信用を失い、家庭には収入を入れず蓄えを食いつぶし、家事や育児を放棄したうえ家族に暴力をふるうようになる。どれほど説得しても言い訳や責任転嫁をくり返すばかりで、行動があらたまらない。これらはみなアルコール依存症の症状として治療を要するものであるが、周囲は被害者であるだけに問題の人物を「患者」と見なすことが容易にはできない。家族はぎりぎりまで忍耐した挙げ句、最後には離婚などの形で患者と絶縁することが多い。その結果、患者はいっそう絶望を深めて酒に逃避することになるという悲惨な連鎖が、アルコール依存症の典型的な経過なのである。

久里浜式と呼ばれるアルコール依存症のスクリーニングテストがあり、表7−1に紹介したＡＵＤＩＴと並んで広く用いられているが、その旧版で最も重みづけの大きい質問は、「酒が原因で、家族や友人など大切な人との人間関係にひびが入ったことがありますか」というものであった。アルコール問題の急所を端的に表わすものと言えるだろう。

このような現存の家族関係への悪影響ばかりでなく、親のアルコール依存症が子の成長後のパーソナリティや飲酒行動に影響を与えるといった世代間連鎖にも、注意が喚起されている。

治療の困難と断酒会活動

アルコール依存症の治療は一般にきわめて困難である。

治療に関しては当然ながら断酒が必要であり、かつ基本的にはそれで十分である（飲酒によって損なわれた心身の健康や人間関係の治療修復は、とりあえず後日の問題として措く）。しかし、この単純なことが依存症患者にとって至難であることは、依存症という疾患の定義からして明らかであろう。否認の病理が治療動機の妨げとなるのは先に述べたとおりであり、「自分には治療が必要である」と認めて出発点に立つまでが最も困難な関門かもしれない。

「いったんどん底まで落ちて『底つき』を経験しないと、出発点には立てないものだ」とは、多くの回復者から聞かされてきたところである。

　抗酒薬あるいは嫌酒薬と呼ばれる薬が存在しているが、役に立たないのだろうか。代表例であるシアナマイドは、アルコールから生じるアセトアルデヒドの分解を阻害する作用をもつ。これを服用したうえで飲酒すると、毒性物質であるアセトアルデヒドが長時間にわたって血中に存在し続けるため、悪心・嘔吐などの悪酔い症状が持続してたいへん苦しい思いをする。これを毎朝服用することによって断酒の一助とするといったやり方がある。

　この方法は有力ではあるが、本人が進んで抗酒薬を服用せねばならない点に弱点がある。退院後しばらくは服用を続けていても、二～三ヶ月も過ぎると「もう大丈夫です、薬なんかなくても酒は飲みません」と宣言して服薬を中止してしまう。ほどなく再飲酒が始まるといった例を多数見てきた。

心理教育や認知行動療法についても同様であり、本人の動機づけが治療の鍵であるけれども、治療動機がもてるようなら最初から病気になりはしないという、依存症特有のパラドックスがある。アルコール依存症が不治の病とされてきたのも不思議ではないし、そうした印象をもつ人々は医療関係者の中にも多い。飲酒欲求そのものを減弱させる新しいタイプの治療薬や、断酒に限定せず節酒を視野に入れたアプローチなど、新たな試みも登場しつつあるものの、なお決定的といえる治療法は見出されていない。

こうした古来の状況に、歴史的な変化をもたらしたのが断酒会活動であった。その先駆けともいえるＡＡすなわちAlcoholics Anonymous（匿名断酒会）は、一九三〇年代にアメリカで誕生した。二人のアルコール依存症者が互いに顔を合わせては、語り合い励まし合ううちに、いつの間にか断酒に成功していた。一人ではできなかった断酒を二人で実現できた経験をグループへと広げ、やがてＡＡの成立にまで広がったものである。ＡＡはその名のとおりメンバーの匿名参加を原則とし、名前や社会的地位をいっさい問わず、ただ酒に敗北した一人の人間としてグループに集う。独特の規約に基づいて頻繁にミーティングを行い、無批判の語り合いをくり返しつつともに断酒を目ざすものである。現在ＡＡは、世界九十カ国で百万人規模のメンバーを擁するまでに成長した。我が国でも活発に活動しており、その刺激を受けて一九五〇年代に発足した日本型の断酒会もまた全国に広がっている。

ＡＡをはじめとする断酒会活動の場においては、アルコール依存症を克服するための秘訣が伝えられる訳ではなく、特定の心理療法に基づいた治療セッションが行われる訳でもない。ただ集まって語り合うだけである。一人が発言している間、他のメンバーはひたすら耳を傾け、発言が終わった後も批判がましいことは決して言わない。淡々と散会し、また淡々と集まってくる様子は少々あっけないほどで、それだけに語られる経験談の凄まじさが、なおさら深く印象づけられる。

ただそれだけの集まりが効果をもつことについて、疑問が呈されたとしても無理はない。しかし、論より証拠である。アルコール依存症の長期予後に関する調査において、断酒会への参加群と非参加群との間には断酒の継続率や死亡率に関して有意差があることがくり返し示され、その効果は確かに実証されてきた。もとより、アルコール依存症者の中で断酒会につながるものは一部に過ぎず、中途で脱落する者も相当数あるものの、断酒会活動の総体としての有効性は疑いがない。アルコール依存症のこれまで知られている治療法の中で、最も確かなエビデンスの存在する治療法とも言える。一人ではできないことが、皆でやれば可能になるのである。

このことが知られるにつれ、無批判の語り合いを基本とする自助活動のあり方は、アルコール依存症の枠を超えて広く活用されるようになってきた。AAの考え方を薬物依存症に転用したNA（Narcotics Anonymous）やギャンブル依存症におけるGA（Gamblers Anonymous）など各種の依存症はもとより、浦河べてるの家をはじめとする精神障害一般の当事者活動も、断酒会活動から多くを学びつつ発展してきた。医師による治療の対象として客体の位置に置かれてきた患者が、回復への営みの中で主体性をとりもどす可能性を拓く意味でも、断酒会をはじめとする当事者活動は革命的な意義をもつものといえる。

3. 依存症と現代社会

報酬系という切り口

深刻かつ難治であるうえ健康被害の規模も大きなアルコール依存症は、そもそもどのようなメカニズムで起きるのだろうか。詳細は今に至るまで明らかになっていない。飲酒という行為が不可欠の要因であることは間違いないが、同じように長年酒を嗜んでいても、アルコール依存症になる人もあればならない人もある。その違いはいったい何に由来するのか。

性格的に弱い人間が酒に逃避して「アル中」になるといった考え方が、かつては街場でよく語られた。しかし、これには実証的な根拠が乏しく、「性格的に弱い」ということが何を意味するかもはっきりしない。今日では多くの人々が「ストレス」との関連を指摘するだろうが、ストレスの加圧によって発症が促進されるのは多くの疾患に共通の現象であり、アルコール依存症固有の発症機序の説明としては不十分である。

わからないことだらけの現状の中で、期待を込めて注目したい有力な切り口は、脳科学が明らかにしつつある報酬系の働きである。

報酬系 reward system は、その名のとおりヒトや動物の動機づけに関わる神経回路である。何らかの物質の摂取や特定の行動に伴ってこの回路が活性化されるならば、その物質や行動は「快」をもたらすものと体験され、これを反復しようとする動機づけが高まることになる。単純化すれば報酬系とはそのような役割を担うものである。

この系はヒトの日常の活動にも深く関わっており、「やる気が出る／出ない」とか「気が進む／進まない」といったことは報酬系のレベルに深く関わるものと考えられる。報酬系を上手に操るものが、快適かつ効率的に日常生活を送るといってもよい。その一方で、特定の刺激（たとえばエタノールという物質やギャンブルという行為がもたらす心身の状態）が報酬系の活動と強固に結びつき、報酬系がこの刺激と連動して持続的な過活動をきたすようになると、そこに依存症が成立するものと考えれば理解しやすい。

報酬系の存在は早くから想定されていたが、これを担う実際の神経回路として現在では中脳の腹側被蓋野から線条体の側坐核に至る系が重要と考えられている（図7－4）。この回路は神経伝達物質としてドーパミンを用いており、このためドーパミンを

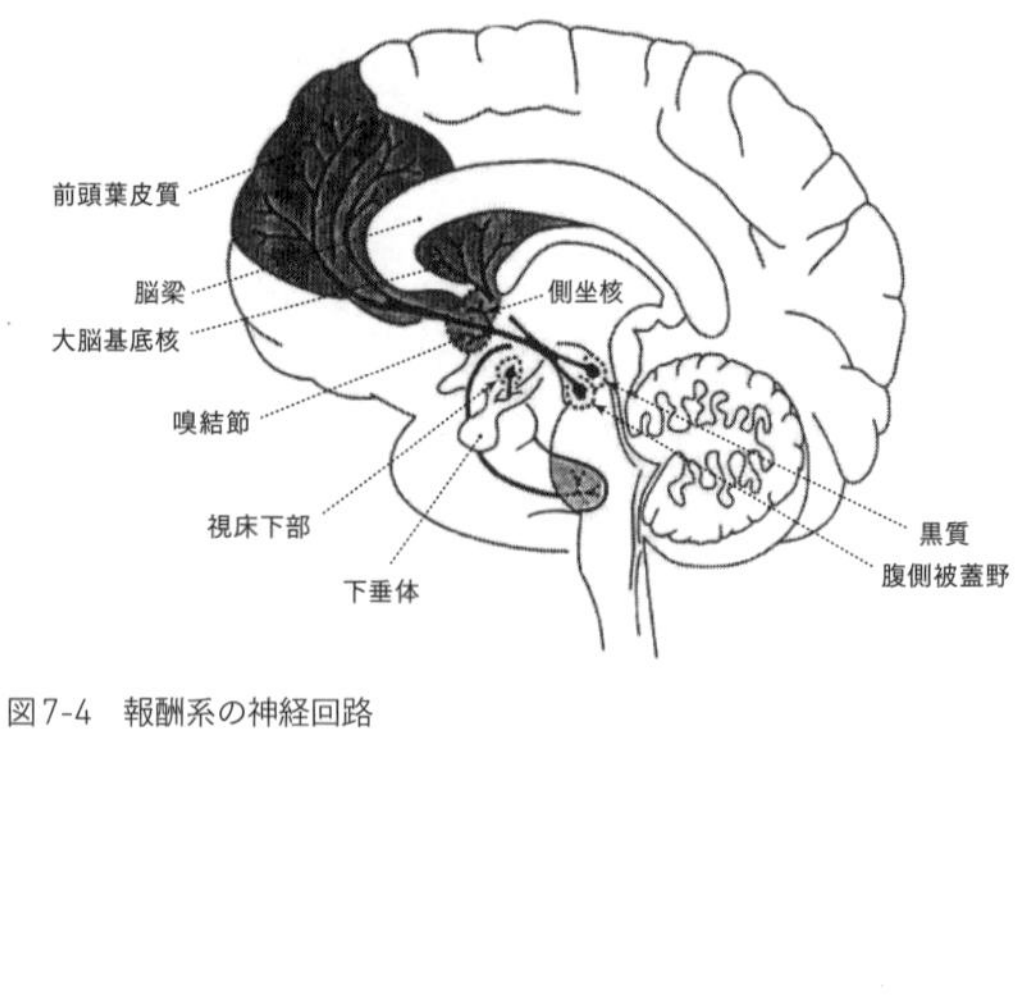

図7-4　報酬系の神経回路

「快楽ホルモン」などと呼ぶものが散見されるが、ドーパミンは神経伝達物質であってホルモンではないから、この呼び方は正しくない。

とはいえ、ドーパミンが「快楽物質」として注目されることにはそれなりの理由がある。覚醒剤として知られるメタンフェタミンは、急性投与によってきわめて強い快感や多幸感をもたらし、それに起因する強い心理的依存が覚醒剤乱用の治療や予防を困難にしている（前掲表7－4）。そのメタンフェタミンはヒトや動物の脳内でドーパミンの放出を劇的に促進することがわかっている。とすれば、ドーパミンこそ動機づけや依存症形成のカギとなる物質であろうと考えたくなる。

ただ、話はそう単純ではない。メタンフェタミンは最初こそ強い快感・多幸感をもたらすが、反復投与するにつれ全く違った効果が表れてくる。大量のメタンフェタミンを使い続けた場合、約三ヶ月で明らかな精神病症状が出現するのである。症状としては幻聴や被害妄想など統合失調症に酷似したものが多く、ドーパミン遮断作用をもつ薬物が統合失調症の治療に有効であることとあわせ、統合失調症のドーパミン仮説を支える根拠ともされている（第三章参照）。ドーパミンの過活動によって精神病症状が出現するというのであるから、単純にドーパミンの放出量や頻度だけで快楽や動機づけを説明することができないのは明らかである。

依存症と現代社会

　このように、報酬系を担う神経回路の仕組みにはまだまだ謎が多く、依存症の成立メカニズムとともに将来の課題として残されている。それでもなお、報酬系の存在に注目することには利点がある。本書の観点から最も期待されるのは、アルコール依存症をはじめとする各種の依存症を包括的に理解する道が拓けてくることであろう。

　表7－4からも窺われるように依存症の症状や経過は物質によってさまざまであるものの、有害な結果をもたらす物質や行為への強迫的な反復・固執という基本構造はすべての依存症に共通しており、依存症の診断基準も物質の種類を超えてほぼ同一である。臨床の場面において一つの物質から他の物質へ依存対象が移行する例は多く、複数のものに同時に依存したり、依存対象が移行したりするクロスアディクション cross addiction の現象も知られている。

　さらに周知のとおり、依存症の対象となるのは今や物質だけではない。パチンコやギャンブル、性行為までも含め、何らかの行為に夢中になって止められないのは行為依存と総称される。インターネットやゲームへの依存が年少者に浸透しつつある現状はとりわけ憂慮すべきものであり、二〇一八年にはICD－11が「ゲーム障害gaming disorder」という診断類型を公式に認めて話題となった。その診断基準は制御不能な強迫的欲求を基本とするもので、物質依存のそれと基本的に違いがないことが、表7－5からもわかるだろう。こうした事実は、依存という現象の見かけの多様性の背後に、共通の生物学的基盤が存在することを強く示唆している。そうした基盤の重要な中核を担うのが報酬系である可能性はきわめて高い。

　このように生物学的な基盤をもつ依存性疾患であるが、依存の対象となる物質や行為のほとんどが、ヒトの経済活動によって人為的に作り出されたものであることに、あらためて注意を喚起しておきたい。酒をは

持続的または反復的なゲーム行動によって特徴づけられる。

1. ゲームをすることに対する制御の障害（例：開始、頻度、強度、持続時間、終了、状況）。
2. ゲームに没頭することへの優先順位が高まり、他の生活上の利益や日常の活動よりもゲームをすることが優先される。
3. 否定的な（マイナスの）結果が生じているにもかかわらず、ゲームの使用が持続、またはエスカレートする。

その行動様式は、個人的、家庭的、社会的、学業的、職業的または他の重要な機能領域において著しい障害をもたらすほどに重篤なものであり、少なくとも12ヶ月間にわたって認められる。

表7-5　ICD-11におけるゲーム障害の診断基準（抄）

じめとする各種の嗜癖物質はもとより、ギャンブルやゲームなどの行為はなおのこと、いずれもヒトがより刺激的な快楽を求めて考案し流通させたものであった。本章冒頭にも述べたとおり、現代の経済システムが消費者の欲望を積極的に掘り起こして、商品やサービスへの耽溺を作り出す構造をもつものである限り、各種の依存症が今後ますます広がりを増していくことは避けがたいであろう。

今日では個々の依存症患者の数や多様性が増大しつつあるばかりでなく、社会そのものが「酒を飲もうとして酒に飲まれる」愚に陥りつつあるのではないだろうか。二〇一六年に統合型リゾート（IR）整備推進法（いわゆるカジノ法）が成立して以来、ギャンブル依存症対策をめぐる議論が活発に行われているが、頼むに足る実効的な手段が提示されているとは言いがたい。依存症という病が突きつけている人類史的な危険に対して、危機感が決定的に不足していると思われてならない。

依存症との対決が二一世紀の精神医学における最大の課題となるであろうことを、筆者は密かに予想している。

参考文献・URL

▼久里浜式アルコール症スクリーニングテスト

男性版　https://kurihama.hosp.go.jp/hospital/screening/kast-m.html

女性版　https://kurihama.hosp.go.jp/hospital/screening/kast-f.html

▼松本俊彦他（著）『薬物・アルコール依存症からの回復支援ワークブック』金剛出版（二〇一一）

▼Alcoholics Anonymous World Services Inc.（著）NPO法人AA日本ゼネラルサービス（訳）『アルコホーリクス・アノニマス』NPO法人AA日本ゼネラルサービス（二〇一二）

▼なだいなだ『アルコール問答』岩波新書（一九九八）

▼中山秀紀『スマホ依存から脳を守る』朝日新書（二〇二〇）

▼吾妻ひでお『失踪日記』イースト・プレス（二〇〇五）

▼三森みさ（著）松本俊彦他（監修）『だらしない夫じゃなくて依存症でした』時事通信社（二〇二〇）

◉第八章 パーソナリティ障害

人がらを病むということ

1．パーソナリティ障害とは

パーソナリティ障害という診断類型が現代の精神医学に存在しており、メディアでもしばしば話題になる。しかし、この言葉を聞いてどこか胡散くさく感じる人も多いのではないだろうか。

「パーソナリティ」とか「性格」とかいったもの――両者の異同は後で論じるとして――は人の精神活動の背景ないし前提条件であって、「人がら」に属するものである。「人がら」の善し悪しを道徳的・審美的に評価することはできるとしても、健康か病気かと論じることになじむものだろうか。

あるいは、こうも言ってみたい。周囲の人々の中に奇矯な言動や理解不能な反応を見たとき、我々の理性は二つの可能性を考える。

一、彼（女）は病気であり、不可解な言動は病気の症状である。

二、彼（女）はもともとそのような人であり、不可解な言動は性格の表れである。

一であればその人は治療を受ける必要があり、治療がうまくいって病気が治れば、もはや不可解な言動を示すこともなくなるはずである。そうなればその人との付き合いも、元どおり続けることができるだろう。

二であればその人の不可解な言動を修正する方法はなく、そのような人であると承知のうえで付き合うか、距離をとって付き合いを控えるしかない。

単純化すればそのような二つのやり方を使い分けて、我々は自身の交友関係を整理している。「パーソナリティ障害」という概念はそのような二分法に異議を唱え、第二のカテゴリーの中にも「病気」が存在するというのである。その人の人がらそのものが健康な標準から逸脱しており、場合によっては治療的な関与が必要になるという主張である。

これを聞けば、たちどころにいくつもの質問が浮かんでくるだろう。

パーソナリティや性格は人それぞれ、千差万別なのが当然である。少々変わっているからといって「異常」と呼んでよいものだろうか？　仮にそうした異常を認めるとして、それを病気と呼ぶことは適切か？　病気であるなら治療の対象となるはずであるが、パーソナリティを治療する（＝パーソナリティを修正し変化させる）ことが可能なのか？　パーソナリティの偏った「変わり者」を病気と見ることは、社会的少数者を医学の名のもとに排除する道を開くものではないか？

いずれももっともな疑問であり、このあたりにパーソナリティ障害という概念の胡散くささも由来するのであろう。そしてこれらの素朴な疑問は、歴史の中で現に問われてきた大きな問題につながっている。

まずは具体例を見てみることにしよう。

境界性パーソナリティ障害

境界性パーソナリティ障害（borderline personality disorder, 以下ＢＰＤと記す）は、パーソナリティ障害の代表格として知られる。そもそも一九八〇年代にＢＰＤが注目を浴びたところから、パーソナリティ障害全般に対する認知度と関心が急速に高まった。次の症例にも見られるように、若者の心性と深い関わりをもつものとされ、かつては思春期境界例などと呼ばれた。

【症例】

二十歳、女性。感情の起伏が激しく、些細な出来事をきっかけにして気分が沈み、自分をひどく責めたかと思うと、尊大になって人を攻撃することをくり返している。高校卒業後に就職したが、職場での人間関係が安定せず長続きしない。男性同僚から少し親切にされると好意を持たれていると信じこみ、自分の方から積極的に働きかけて安易に性的な関係をもつ。同時に、見捨てられはしないかという不安が生じて相手にしがみつき、それが負担になって疎まれることのくり返しである。女性に対しても、けじめがないほど親しく接近するか、敵視するかの両極端に傾きがちで、しまいに感情を爆発させては関係を壊してしまう。

男性との別れ話がこじれ、市販の風邪薬を一瓶まるまる飲み、朦朧となって手首を切った。傷は浅くて一日の入院で家に帰されたが、あれほど夢中になっていた相手が下らない人間に思われ、惨めな気持ちになった。腹立ちまぎれに大きなケーキをひとりで食べ、吐き戻したのをきっかけに過食と嘔吐をくり返すようになった。過食の最中は味もわからず強迫的に食べ物を口に押し込み、限界まで来ると吐いてしまい抑うつ的になる。過食とともに酒量が増えたが、酒を味わうことはなく一気に飲んで泥酔する。

精神科のクリニックを受診し、初診時には「いつも空っぽな感じ」を訴え、幼少期から人に裏切られ続けてきたことを涙ながらに語った。しばらく規則的に通院していたが、「壁に人の顔が見える」と訴えて駆け込んで来ることがあり、その際に充分時間を割いてもらえなかったことをきっかけに、主治医に対して激しく怒りをぶつけるようになった。予約をすっぽかすかと思えば、他患の診察中に自殺をほのめかす電話をかけてくるなど、行動が安定しない。そのうち突然連絡が途絶え、その後はふたたび現れなかった。

何ともすさまじい経過であるが、作り話ではない。かつて実際に経験した何人かの経過を織り込んで構成したものである。経過中には不安や抑うつ気分、衝動的な過食や自殺企図など、気分や行動のさまざまな変調が認められるが、いずれも他の疾患でも認められる非特異的な症状である。全体を特徴づけるのは、対人関係の著しい不安定と、自己の安全を顧みない捨て鉢な行動様式であろう。

これを何らかの病気と見なすことに、読者は同意されるだろうか？　さらには、これを「パーソナリティ」の障害と見なすことに同意されるだろうか？

ＤＳＭはこの二つの問いに対して、一貫して「是」の態度を示してきた。ＤＳＭ－５におけるＢＰＤの診断基準は表８－１に示すとおりである。症例からも読みとれるように、感情や自己評価が乱高下して非常に不安定である。対人関係では依存心と敵意の双方が強く認められ、相手を理想化するかと思えば一転して非難攻撃するなど、両極端の間を揺れ動く。こうした不安定さを心の内に抱えておけず、容易に行動化（acting out）して自傷行為や自殺企図を起こし、人間関係を攪乱する。治療関係も同様であり、治療者自身が感情の渦に巻き込まれて治療の行方を見失ったり、治療枠を踏み越えた要求や行動化への対処に疲弊したりすることが起きやすい。

ＢＰＤの経過中には一時的な精神病症状（幻覚や妄想）が現れることがあり、小精神病状態などと呼ばれる。こうした症状や不安・抑うつに対して薬物が処方されることも多いが、治療薬に対する依存や薬のまとめのみ（over-dosage、いわゆるＯＤ）を起こしやすく、かえって治療が混乱することが常である。

では、治療はどうすればよいのだろうか？ＢＰＤの治療が困難をきわめ、一人の患者を抱えるだけで一担当医の診療全体が混乱に陥りかねないことは、上記の経過からも察せられるだろう。一つの対策は、治療の頻度・時間・進め方について早い段階で一定の約束をとり結んでおき、こ

対人関係、自己像、感情の不安定および著しい衝動性の広範な様式で、成人期早期に始まり種々の状況で明らかになる。以下のうち5つ以上で示される。

1. 現実に、または想像の中で見捨てられることを避けようとするなりふりかまわない努力（注：基準5で取り上げられる自殺行為または自傷行為は含めないこと）。
2. 理想化とこき下ろしとの両極端を揺れ動く、不安定で激しい対人関係様式。
3. 同一性の混乱：著明で持続的な不安定な自己像または自己感。
4. 自己を傷つける可能性のある衝動性。少なくとも2つの領域にわたるもの（例：浪費、性行為、物質乱用、無謀な運転、過食）（注：基準5で取り上げられる自殺行為または自傷行為は含めないこと）。
5. 自殺の行動、そぶり、脅し、または自傷行為の繰り返し。
6. 顕著な気分反応性による感情不安定性（例：通常2〜3時間持続し、2〜3日以上持続することはまれな、エピソード的に起こる強い不快気分、いらいら、または不安）。
7. 慢性的な空虚感。
8. 不適切で激しい怒り、または怒りの制御の困難（例：しばしばかんしゃくを起こす、いつも怒っている、取っ組み合いの喧嘩を繰り返す）。
9. 一過性のストレス関連性の妄想様観念または重篤な解離性症状。

表8-1　境界性パーソナリティ障害の診断基準（日本精神神経学会日本語版用語監修、髙橋三郎・大野裕監訳「DSM-5　精神疾患の分類と診断の手引」医学書院、2014、p.305-306より）

の約束（治療契約）を患者も治療者も固く守るというやり方である。

こうした枠組みは患者にとって制限と感じられ、これを揺るがすさまざまな逸脱行動が出現することは必至であるが、それに柔軟に対処しながら治療契約を維持することができれば、やがて患者は自身の利益が治療契約によって守られていると気づくようになる。「たった二十分しか聞いてもらえない」という不満が、「この二十分は自分だけの時間」に変わっていくなら大きな前進であり、治療過程でのそのような体験が対人関係全般を改善するヒントとなり得る。

そのように進めることは決して簡単ではないが、長い時間をかけ紆余曲折の末に安定に向かったケースは、一例ならず見聞きしている。「パーソナリティを治療対象とすることは可能か？」という問いに対して、「容易ではないが可能である」と答えることの根拠はこうした経験のうちにある。

気質・性格・パーソナリティ

ＢＰＤの治療の前提となるパーソナリティの可変性を、「生まれもった性格は変えられない」という通念とどのように折り合わせたらよいだろうか。ここでは「気質」「性格」

「パーソナリティ」という言葉を使い分ける、以下のような考え方が参考になりそうである。

人にはもって生まれた気質dispositionがあり、これは生涯にわたって変わらない。生まれつき活発で賑やかな環境を好むとか、穏やかで静謐を好むとかいった、精神の基本的な調子に関わることである。

気質を土台として、人生早期の環境や体験の影響のもとに性格characterが形成される。生まれつき活発な子が十分な愛着と承認を与えられるなら、陽気で親切な若者に育つだろう。しかし同じ子どもが威嚇的で粗暴な大人に囲まれて過ごすなら、猜疑性や攻撃性を身につけるかもしれない。気質ほど固定的ではないが、性格もまた容易には変わらない特性である。

気質や性格のうえに、とりわけ思春期以降のさまざまな社会経験や知的な学習、周囲の人々からの影響を受けて、最終的に形づくられる人柄をパーソナリティpersonalityと呼ぶとしよう。この意味でのパーソナリティは成人前後に一応の完成に達するが、その後の人生経験の中でゆっくりと変化を続け、原理的には生涯にわたって成長する可能性をもつ。

このように考えるなら、パーソナリティが不具合を生じうることや、不具合の修正の可能性があることも理解できるのではないだろうか。なお、personalityの訳語として以前は「人格」の語が当てられることが多かった。しかし、personalityの語源がギリシア・ローマの古典演劇で役柄を表わすために用いられた「ペルソナ」と呼ばれる能面に似たお面であり、そのように着脱可能な表層的イメージをもつのに対して、日本語の「人格」は「人格者」「人格的尊厳」という語が示すとおり、深い道徳的な含蓄を備えている。「人格障害」という言葉の人格否定的な響きが日本語では無視できないところから、最近では「人格」の語を当てずパーソナリティとカタカナ表記することが通例となっている。

こうした用語法を踏まえて先の症例を見直すとき、ＢＰＤは果たしてそのように表層的な「パーソナリティ」の不具合で説明されるのか、むしろ「性格」レベルの根の深さをもつ問題ではないのかとの疑問が浮かぶ。実際、ＢＰＤの研究史の中でも人生早期に起源をもつ防衛機制の問題が、常に大きな焦点となってきた。

精神分析理論を援用したカーンバーグ（Kernberg, O.）のＢＰＤ理論においては、分裂splittingと呼ばれる心理的な機制が中心的な役割を果たす。分裂とは、自己および外的対象が「善／味方」と「悪／敵」に二分割され、これらが統合されず別々の対象として経験されるものである。分裂は乳児期に誰もが経験する体験様式とされるが、通常の発達経過において人は次第にこれを克服し、現実の自己および外的対象が「善」と「悪」をこもごも含んだ統一体であることを学習していく。ところが、何らかの事情で分裂の機制が再発動し、自己や他人のイメージが「善／味方」と「悪／敵」の両極端に二分されてしまうのが、カーンバーグ説くところのＢＰＤの基本病理である。

患者が示す対人関係の急激な変化は、このように分裂した対象関係が交互に現れることで説明されるが、そうだとすればその淵源はかなり深いところにあるものと考えねばならない。実際、ＢＰＤの原因として幼児期の外傷体験を想定する説が有力であるほか、遺伝的素因の関与も検討されている。そうした根の深さを強調するほど「着脱可能な表層の仮面」というイメージからは遠ざかり、治療に関して悲観的に傾きそうになるが、前述のとおり時間をかけて安定に向かうケースがあることを銘記しておきたい。人は変わることがあり、変わることができる。

ＢＰＤは一九八〇年代から九〇年代にかけて広く社会的関心の対象となった。この障害に見られる衝動性や情緒不安定、見捨てられ不安などが、変転きわまりない日常や刹那的で孤独な現代人の心性をよく反映したためであろう。先の症例ほど極端でなくとも、ＢＰＤの症状や病理の一面を一時的に経験することは思春期・青年期には珍しくない。覚えのある人も多いはずである。

ＤＳＭ－５とパーソナリティ障害

本章冒頭で述べたように、パーソナリティ障害の概念にはさまざまな疑問がつきまとっている。議論の火種になりかねないこの診断類型を精神医学の表舞台に召喚したのは、ほかならぬＤＳＭであった。認知、感情性、対人関係機能、衝動の制御などのうち二つ以上の領域において、著しく偏った内的体験や行動が持続的に認められ、柔軟性を欠いた不適応的なパーソナリティ特性のために、深刻な機能障害または主観的苦痛が引き起こされているというのが、ＤＳＭ－５によるパーソナリティ障害全般の定義である。単にパーソナリティが偏っているだけではなく、客観的な機能障害あるいは主観的苦痛が伴っていることを必要条件とする点は、当然とはいえ重要な点である。

あわせてＤＳＭは、その感情や行動のあり方がその人の属する文化から期待されるものに照らして偏っているかどうかが重要であるとする。たとえばヒスパニック系の移民が彼らの基準の許容範囲内で示した行動を、アングロサクソン系の標準から外れているといって異常視してはいけないといったことである。超・多民族国家のアメリカではそのようなエスニシティに関わる誤りを犯すことは日々現実の危険であるが、それだけに日常の心得として常識化してもいるだろう。わが国のように「単一民族」という思い込みや同調圧力の強い社会でこそ、今後の国際化に向けて銘記すべき点である。外国人ばかりでなく日本人集団の内部でも、出身地域・世代・家庭の伝統などによる下位文化の多様性には注意が必要である。

パーソナリティ障害の頻度について、ＤＳＭの解説書は米国成人の約一五％が少なくとも一つのパーソナリティ障害をもつとの調査結果を紹介している。この数字をどのように読めばよいだろうか。

「そんなに多いのか」というのが第一感であろう。それだけの人々がパーソナリティの問題に起因する機能障害や苦痛を持続的に抱えていたのでは、社会が破綻しかねない。このカテゴリーに関してアメリカでは診断閾値が低すぎるのではないかという疑問を禁じ得ないが、逆に言えば「パーソナリティが不具合を生じる」というものの見方が、広く受け容れられている証拠でもあるだろう。

多くの日本人の感じ方は、かなり違ったもののはずである。「人格」を「パーソナリティ」と言い換えてみても、これを「修正や変更の可能な機能的属性」と見なすDSM流の考え方がすぐに腑に落ちるわけではない。「パーソナリティ障害」という訳語が当てられるようになった二〇〇八年以降も、日本人の目には「パーソナリティ」の裏に「人格」が透けて見え、パーソナリティ障害という言葉に価値下げの不快を感じる人が多いだろうし、その心理は診断する側にも波及する。パーソナリティ障害に関する確かな疫学統計がわが国では存在しないが、診断件数はアメリカに比べてはるかに少ないものと想像される。

そのように注釈を付したうえで、DSMの掲げる十類型のパーソナリティ障害の概略を以下に紹介しておこう。その顔ぶれとそれぞれの診断基準はDSM-ⅣからDSM-5への改定においても概ね維持されており、変転きわまりないDSMの分類体系の中で数少ない安定したものの一つとなっている。

十類型のパーソナリティ障害は、記述的類似性に基づいてA~Cの三群に分類される。

A群：一見して奇妙で風変わりな印象を与え、統合失調症や妄想性疾患との関連が推測される群。以下の三つが含まれる。

・猜疑性パーソナリティ障害（妄想性パーソナリティ障害）：持続的な強い猜疑性を特徴とする。人に利用され、だまされるのを常に警戒し、友人や仲間も信頼できない。何げない言葉の中に誹謗・攻撃・侮辱を読みとり、執拗に逆襲する。訴訟好きや、嫉妬深い配偶者などの中に見られるという。

・シゾイドパーソナリティ障害：社会的ひきこもりと極端な内向性が特徴である。親密な人間関係に対する欲求を欠き、対人関係に喜びを感じない。他人からの賞賛や批判に関心がなく、常に孤立して行動する。感情表現が乏しく、冷たくよそよそしい印象を与える。

・統合失調型パーソナリティ障害：「魔術的」と形容される奇異な思考や独特の信念、関係念慮、妄想様観念などのために疎通性が障害され、安定した社会関係や親密な人間関係をもてない。魔術的思考とは、テレパシーや予知能力を信じる、ひどく迷信深いといったことで、その人が属する下位文化の範囲を逸脱したものである。

シゾイドパーソナリティ障害と統合失調型パーソナリティ障害は名称の示すとおり統

合失調症と類似しており、前者は同病の陰性症状、後者は陽性症状をそれぞれ希釈された形でもつと考えれば理解しやすい。統合失調症との生物学的類縁性も示唆されている。

B群：劇的、感情的、移り気などの印象を与える群。以下の四つが含まれ、反社会性と自己愛性は男性に、境界性と演技性は女性に多い。

・反社会性パーソナリティ障害：他人の権利を平然と無視・侵害する思考・行動様式が特徴。詐欺・暴行・契約違反などの犯罪行為や違法行為を反復しながら、良心の呵責を覚えることがない。衝動的で計画性に乏しく、自分や他人の安全を顧みない。犯罪報道の際にしばしば話題となる。

・境界性パーソナリティ障害：前述のとおり。

・演技性パーソナリティ障害：もっぱら人の注目を引くことに関心をもち、そうでないと楽しめない。注目を引くために、大げさで芝居がかった感情表現や身体的演出、とりわけ性的な魅力を多用する。「ヒステリー性格」と呼ばれたものに相当する。

・自己愛性パーソナリティ障害：自分は重要人物であるという誇大な感覚と、これに基づく利己的な行動が特徴。特別な存在として厚遇されるべきだと確信し、過剰な賞賛を求め、尊大で傲慢な態度をとる。他人を自分のために当然のごとく利用しながら、他人の気持ちに対する共感を欠く。嫉妬したり、他人が自分に嫉妬していると思いこんだりする傾向が強い。

一九九〇年代以降、自己愛性パーソナリティ障害の注目度が増した。核家族化と少子化、インターネット・SNS・ゲームなどの普及、経済の長期停滞といった背景のもとで、仮想の現実と抽象的な人間関係の中に引きこもる傾向が若者を中心に強まり、それが自己愛的な傾向を助長するといった議論がしきりに為された。世相とパーソナリティの関連は興味深いテーマである。

C群：不安や恐怖が強く、周囲にもそうした印象を与える群。以下の三つが含まれる。

・回避性パーソナリティ障害：人から拒絶されることを極端に恐れて社会的に引きこもる。もともと非社交的なのではなく、否定的評価への恐れが強いため、無批判に受容される確証がないと踏み出せない。自己評価が低く、臆病・恥ずかしがり屋といった印象を与え、社交恐怖との鑑別が難しい。

・依存性パーソナリティ障害：極端な依存性が特徴。他人に世話をしてもらい、代わりに責任を負ってもらいたいという強い欲求がある。このため従属的でしがみつくような人間関係や、分離・孤独に対する強い不安を示す。

・強迫性パーソナリティ障害：習慣・規則などの生活秩序や、ものごとの細部の正確さにとらわれる。完璧を追求するため柔軟性・開放性・効率性などが損なわれ、窮屈で堅苦しく萎縮した印象を与える。周囲の状況や対人関係を自分のコントロール下に置こうし、仕事などを人にまかせられない。無価値なものでも捨てられず、金銭へのこだわりが強い。

パーソナリティ障害は以上の十類型に限られるものではない。ＤＳＭは特定不能のパーソナリティ障害という項目を設けて追加・変更の余地を残すとともに、具体的な候補として抑うつ性パーソナリティ障害と受動攻撃性パーソナリティ障害の二つを挙げている。

パーソナリティ障害と精神病質論——レッテル貼りの危険

こうした華々しい類型を見渡して、人はどのような印象をもつのだろうか。

パーソナリティの多様さに目を見張る一方、身近な人々の中に実例を思い浮かべ、自分自身の中に似通った特徴を見いだして苦笑するかもしれない。似た部分は自他の内にあるとしても、ここまで極端な人は珍しいとも感じるのではないだろうか。

実際、前述の診断基準を完全に満たす存在は、現実の日常生活よりも歴史上の人物や小説の登場人物の中に見いだす方がはるかに容易であろう。A群の筆頭に挙げられる猜疑性パーソナリティ障害（妄想性パーソナリティ障害）は、ヘロデ王や皇帝ネロといった古代の暴君や近現代の独裁者の間に実例が多々ありそうである。現代のトップスターの中には自己愛性パーソナリティ障害の候補が大勢見つかりそうだし、それは彼らの魅力の一部でもあるだろう。

古今の有名人の品定めに使うのなら実害も少ないが、注意したいのは、これらが「変わり者」のリストのように扱われ、特定の人物にレッテルを貼るために用いられることである。パーソナリティ障害論の系譜を歴史的にたどっていくと、かつてドイツなどで盛んに論じられた精神病質論に行き当たる。シュナイダー（Schneider, K.）は精神病質

（Psychopathie）を定義して「異常人格にして、その異常性のために社会が悩まされるか、自分自身が苦しむもの」であるとした。この文言が前述のＤＳＭにおけるパーソナリティ障害の定義――不適応的なパーソナリティのために、意味のある機能障害または主観的苦痛が引き起こされている――と酷似しているのは、もちろん偶然ではない。精神病質論の流れの中からパーソナリティ障害論が出てきたのである。

シュナイダーは精神病質の実例として十類型を挙げた（表８－２）。これらの名称をＤＳＭの十類型と見比べ「その異常性のために社会が悩まされる」という文言を読むとき、きな臭いものが漂ってこないだろうか。モラルや社会規範からの逸脱者に対するレッテル貼りを正当化するために、精

発揚者	快活・活動的であるが、意志が不安定で争いを起こしやすい。
抑うつ者	気分が恒常的に暗く、常に悲観的、しばしば猜疑的である。
自信欠乏者	自信が乏しく周囲からの評価に過敏であり、しばしば強迫的。
熱狂者	特定の理念や観念を過大に評価し、これにとらわれている。
顕示者	自分を実際以上のものに見せたいと望む。
気分変動者	不意に抑うつ状態に陥る傾向が強い。
爆発者	ささいなきっかけで興奮しやすく、短気で暴力的。
情性欠如者	同情・羞恥・良心などがいちじるしく乏しい。
意志欠如者	持久性と自発性を欠く。
無力者	心的あるいは身体的な無力を常に自覚している。

表8-2　シュナイダーによる精神病質の諸類型（『臨床精神病理学』より抜粋）

神医学が不当に援用されはしないかという懸念である。それはシュナイダーらの意に反し、二〇世紀の独裁国家において実際に起きたことでもあった。

偽ＢＰＤと正しいパーソナリティ理論

今日では国家レベルで組織的なレッテル貼りが再現される危険は小さいとしても、同様のことが診療空間の内外で起きる可能性は十分にある。たとえば各種のパーソナリティ障害の中で、ＢＰＤはとりわけ診断件数が多いものと考えられるが、そこに多くの過剰診断が含まれるとの指摘が古くからあった。

前述のように、ＢＰＤという言葉は思春期の激しい不安や逸脱を象徴するものとして、一九八〇年代から九〇年代にかけて一種の流行を呈していた。それを背景に、不安耐性が低くて治療上のルールを守れず、自傷行為などの問題行動を起こしがちの若い患者に対し、行動履歴に基づいて安易にＢＰＤと診断する傾向があったように思われる。いったんＢＰＤというレッテルが貼られるならば、「処遇困難」と「難治」という連想がつきまとい、多くの関係者から敬遠されることは避け難い結果であった。

しかし、言うまでもなくこれは筋道がおかしいのである。人が不安になる事情はさまざまであり、自傷行為に走る理由も多様である。不安や自傷行為はＢＰＤの非特異的な徴候に過ぎず、真に特異的なのは「分裂」に由来する対象関係の極端な振れや、自己同一性の拡散、ストレス下で小精神病状態に陥るような現実検討力の脆弱さなどである。ＤＳＭ−５におけるＢＰＤの診断基準（表８−１）はカーンバーグの理論をかなり忠実に踏襲しており、丁寧に参照するならば過剰診断を避けることは難しくないはずであるが、実際にはそうした作業を怠っていたのであろう。単なる怠慢以上に、診療の場を混乱させる厄介な患者に対する心理的防衛が、診断する側に作用した可能性もある。

　ある同僚はこの種の過剰診断例を「偽ＢＰＤ」と呼んだ。皮肉屋の彼によれば、こうした偽ＢＰＤは診断が間違っているだけでなく、そもそも医原的に作られている可能性があるという。

　たとえば不安を主訴とする患者に対して支持的・受容的な面談を頻回にくり返せば、患者の側には治療者に対する信頼感が急速に膨らみ、依存心も生じてくるであろう。こうした傾向を適切に取り扱い、患者が治療関係を卒業して自立できるよう促すのが治療者の腕の見せ所であるが、時には治療者側が依存される心地よさに安住した末、対処に困っていきなり関係を断ち切ってしまうことがある。そんな場合、もともと不安に陥りやすい傾向をもった患者は、見捨てられまいとしてなりふりかまわずしがみつき（表8―1の1）、これまで理想化していた治療者を激しく非難し（同2）、情動不安定になり（同6）、絶望して自傷行為すら起こすかもしれない（同5）。これらは治療者の不適切な関わりによって作り出されたことであるが、そうした治療者に限って自分の非を悟って軌道修正するどころか、ＢＰＤの診断を付けることで患者側に責任を転嫁するだろうというのである。これはもはや、診断の名を借りた医原的なスティグマ付与にほかならない。

この辛辣な説がどの程度実例を踏まえているかわからないが、治療関係におけるある種の危険を的確に示唆していることは間違いない。サリヴァン（Sullivan, H.S.）が指摘したとおり、精神医学的面接の本質は関与的観察であり、観察結果が観察者自身による関与の影響を含むことは避けがたい。それを踏まえて自身の判断を律するところに臨床家の専門性が求められるが、それは訓練と克己なしには身につかないものである。

本来のパーソナリティ理論は、患者にレッテルを貼って振り分けるためではなく、人となりや行動パターンを理解して適切に援助するために用いられるものである。

たとえば、極端に非社交的な人がいた場合、そもそも人と交わる欲求がないのか（シゾイド的か）、交わりたいと願っていながら恐れや不安のためにそうできないのか（回避的か）、これを区別することはきわめて重要である。前者ならこれを尊重して孤独に任せるがよく、後者なら不安を克服できるよう援助することが望まれることになる。

同様に、ある人が目立ちたがるのは、誇大な自己感覚ゆえか（自己愛的か）、注目を浴びていないと不安で自分が保てないのか（演技的か）。あるいは、ある人が執拗に確認をくり返すのは、依存性によるのか、強迫性によるのか。テーマはいくらでも見つかるはずである。

丸田俊彦は既に絶版となった好著の中で、心筋梗塞後の不安を抱えている患者に対し、パーソナリティに応じてどのようなアプローチを工夫するかという例題を示した。このように、人がらを知って適切に援助するための手引きとしてであれば、ＤＳＭの分類は大いに役立つであろう。

2. 思春期・青年期と摂食障害

パーソナリティの健康はあらゆる年代に関わるテーマであるけれども、パーソナリティ障害は思春期・青年期に顕在化することが多い。この時期にパーソナリティが一応の完成に達し、その適応度が社会の中で問われ始めるからであろう。実際にはパーソナリティ障害ばかりでなく、多くの精神疾患が思春期・青年期に初発のピークをもつ。ブロス（Blos, P.）は、思春期pubertyが身体の急激な成長や第二次性徴の発現など生物学的側面を表す概念であるのに対し、青年期adolescenceは生物学的変化に対する心理的適応過程を指すものであるとした。このように心身両面で急激に成人に近づくにつれ、精神疾患の発症リスクも成人のパターンに移行していく（図8−1）。

　診療する立場から見ると、そうした移行期は誤診の生じやすい年齢でもある。過激な行動と反抗的な態度からパーソナリティ障害を疑われた少女が、実際には双極性障害の軽躁病エピソードで

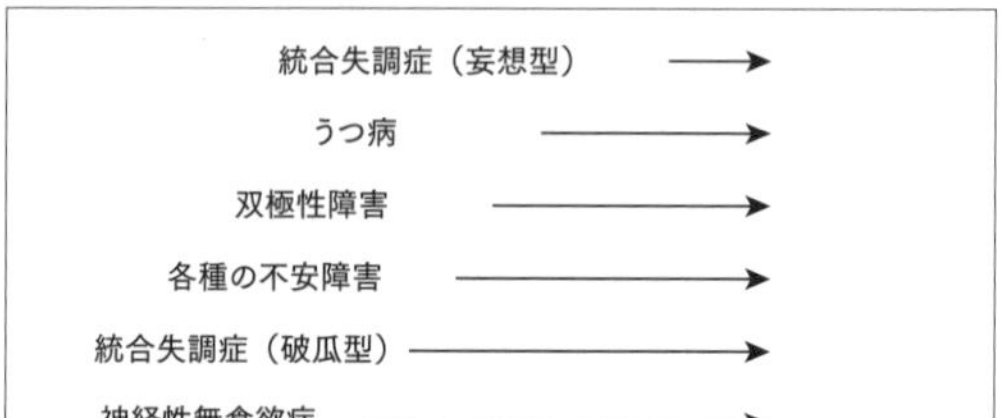

図8-1　精神障害の初発年齢（傾向を示す概念図であり、年齢は厳密なものではない）

あったケースや、統合失調症と診断された少年が、発達障害を背景とした心因的な興奮と判明したケースなど、事例には事欠かない。治療と援助に関してもこの時期特有の配慮が必要なことは多く、思春期・青年期精神医学という一つのジャンルが成立しうる所以である。

　この時期に好発する重要な精神疾患である摂食障害について、ここで簡単に触れておこう。

　摂食障害は拒食症と過食症に大別される。このうち拒食症は正しくは神経性やせ症（Anorexia nervosa; AN）と呼ばれるもので、主として若年女性が食物摂取を拒絶して際限なく痩せることを求め、結果的に栄養失調をきたして命に関わることもある。神経性無食欲症と呼ばれることも多いが、実際には「無食欲」ではなく、きわめて不自然な形で食欲が抑圧されたものと解される。

　実際、患者は自分では摂食を拒絶しながら他人のためには進んで調理したり、料理のレシピを収集したりし、甘いものや食物を持ち歩いたり隠したりするケースもある。また、自己誘発性嘔吐（いわゆる食べ吐き）がかなりのケースで認められる。こうした一連の行動は、体型への強いこだわりや肥満への過度の恐れために、食欲が抑圧されている証拠と解され、その背景にボディイメージの歪みが想定されている。ボディイメージとは、自分自身のあるべき体型に関する内面的な標準のことで、ＡＮの患者ではこのボディイメージが限りなく「体重ゼロ」に偏っているため、客観的にどれほど痩せても本人には「太っている」と認知されるものと考えられる。骨と皮ばかりにやせ細った患者が「まだまだ太っています」と頑なに言いつのる姿には、悲痛なものがある。

一方、神経性大食症（Bulimia nervosa; BN）はＡＮと対照的に過食を主症状とするもので、制御できない過食衝動に駆られてむちゃ食いを反復する。ただし体型に関するこだわりの強い点はＡＮと同様で、自己誘発性嘔吐や下剤使用などの代償行動を伴う結果、過食にもかかわらず肥満の見られないことが多い。ＡＮとＢＮは一見対照的のように見えるが、摂食をめぐる葛藤や体型へのこだわりは通底しており、事実、一方から他方へ移行する例がかなり存在する。

ＡＮの患者数はわが国では一万二千人あまり、ＢＮについては未受診例が多く確実なデータがないが、海外の報告などからＡＮの二倍以上は存在するものと推測される。

これとは別に、生涯の一時期に衝動的な過食の経験をもつ者が、特に女性ではかなり多いことが以前から指摘されていた。ＤＳＭ－５はこの点を考慮して、「過食性障害」

と呼ばれる診断カテゴリーを新たに設けた。過食性障害では過食行動についての苦痛や罪悪感があり、反復する代償行動は認められない。神経性大食症よりも軽症かつ一過性のものであり、その実態に関する疫学調査などが今後の課題となっている。

摂食障害が考えさせること

摂食障害の概略をごく簡単に記してみたが、こうした干からびた記述に納まりきらないさまざまな謎がこの病にはある。

あるとき、患者さんがこんなことを言った。

「先生、ご存じですか？　摂食障害は伝染病なんですよ」

驚いて聞き返すと、彼女は重ねて言った。

「摂食障害は、マスメディアを通じて伝染する伝染病です。私自身、摂食障害という行動様式があることを知らされていなければ、自分からこんなことを始めはしなかったと思います」

虚を突かれた思いだったが、そう言えば思い当たることがある。そもそも日本の社会がこの病気の存在を知ったのは一九八三年、アメリカの人気ミュージシャン、カレン・

カーペンターが「拒食症」で落命したというニュースによってであった。歌姫を悼む声とともに、「そんな病気があるのか」という驚きが社会全体を襲ったことを、当時学生であった筆者自身も記憶している。

この出来事以降、わが国における拒食症の診断件数は急増し、一九八〇年から一九九八年の間に実に八倍に増えた。有名人の死の報道をきっかけとしてこの病気が広く認知され、診断の感度が高まったこともあろうが、そればかりでは説明できそうもない。そういう病気があり、そういう「行動様式」があると知ること自体が、その行動への呼び水になったのではないだろうか。そうした力動は決して理解し難いものではない。恐れるものを忌避する一方で、ことさらこれに近寄ることを欲する「怖いもの見たさ」の心理は我々になじみ深く、心理学では逆恐怖（counterphobia）という言葉で知られている。

ANの背景となる痩身願望に焦点を合わせるなら、情報の影響力はいっそう無視できないものになる。「痩せていること」を女性美の必要条件とするメッセージは、多年にわたりマスメディアを通じて間断なく発信され、人々の意識と無意識に訴え続けてきた。年輩の読者の中には、一九六〇年代後半に英国女優ツイッギーがもたらした衝撃を覚えている人も多いだろう。「痩せているほど美しい」という偏ったイメージのメディア空間での拡散は、この時期にグローバルな規模で進行していたのである。

　こうした動きに対して欧米では、二〇〇六年に南米出身のトップモデルが相次いで不自然な死を遂げたことがきっかけとなり、「痩身賛美」に歯止めがかけられるようになった。同年、イタリアではＢＭＩ（Body Mass Index,［体重kg/（身長m^2）］で定義される肥満／やせの指標）が一八・五以下、スペインでは一八・〇以下のモデルのファッションショーへの出演が禁止された。翌二〇〇七年、アメリカファッションデザイナー評議会は痩せ過ぎモデルに対するガイドラインを発表し、摂食障害についての啓蒙・教育や専門医との連携を業界全体として開始している。

　わが国での対応は遅く、二〇一六年になって日本摂食障害学会に「痩せすぎモデル規制ワーキンググループ」が設置されたに留まっている。「日本には問題があるほど痩せすぎのモデルはいない」と公言する業界関係者もあるというが、どうだろうか。いずれにせよ「痩せているほど美しい」という幻想がメディアをとおして誘導されるものであるなら、「痩せすぎは美しくない」という健全な常識もまた、メディアをとおして広めることが可能であり適切でもあるだろう。

　摂食障害のきっかけとして、モデル業のほかにも運動競技やバレエのため、また美容目的などによる体重制限（いわゆるダイエット）が指摘されている。フィギュアスケートの五輪日本代表であった鈴木明子氏は、摂食障害に苦しんだ経緯と回復経験を公けに語って、大きな反響を呼んだ。若いアスリートやバレリーナが行き過ぎたダイエットに陥らないよう見守ることは、予防的な観点からきわめて重要である。伝染性の強い摂食障害に対して、正しい情報や体験談を発信するという形で迎え火を打つことは、有効な対策として積極的に行う価値がある。

摂食障害のメカニズム――依存症との関連

このように摂食障害のきっかけとして情報が重要であることは早くから指摘されてきたが、肝心の成立機序や脳内メカニズムは今に至るまでよくわかっていない。

極度の痩せが女性的な成熟の拒絶とも解釈できるところから、かつては女性アイデンティティをめぐる葛藤や母娘関係の問題が注目されたこともあったが、エビデンスは得られていない。食べまいとする娘と食べさせようとする母との間で葛藤が生じることは、摂食障害の結果としてごくありふれた眺めであろうが、それが原因かどうかは別の問題である。逆にある関係者の語ったところでは、現時点で思春期の娘をもつ母親の多くは

「痩せているほど美しい」というメッセージをより無批判に浴びた世代に属しており、娘に十分な栄養をとらせるための指導に母親が抵抗を示すケースがままあるという。そのような方向から、あらためて母子関係に注目する意義はあるかもしれない。

あわせて考えてみたいのは、摂食障害とアルコール依存症をはじめとする依存性疾患の関連である。初めは競技成績の向上など何らかの目的の手段として始められたダイエットが、いつの間にか自己目的化して反復増強され、やめたくともやめられなくなる（あるいはやめたいとすら思えなくなる）という一連の仔細は、前章で取りあげた依存症のあり方と酷似していないだろうか？　ギャンブルやインターネット依存が行為依存という名の依存症であるなら、ＡＮは拒食、ＢＮは過食という食行動への依存を主症状とする、行為依存の一種と考える余地は充分ありそうである。

これを裏書きするのが「否認」という病理の存在で、これについては第七章のアルコール依存症の中で紹介した。飲酒がもたらす自他への害や、飲酒の事実そのものを明らかな証拠を示されても頑として認めないもので、アルコール依存症の病理の深さを示すとともに、治療の動機づけを阻む障壁ともなっている。

これと酷似した「否認」がＡＮでも見られるのである。三つの「ない」と呼ばれるものがよく知られており、患者は「痩せていない」「空腹ではない」「疲れていない」と頑なに言い張って、行動の修正に応じない。もともとの性格特徴は千差万別であるのに、否認を伴いつつ飲酒や拒食をひたすら続ける行動様式は斉一で個人差に乏しく、進行するにつれ患者がしだいに同じ姿に見えてくる点も、両者に共通している。

　否認に対抗して治療を進めようとするとき、経過中にしばしば強制入院が必要になることもアルコール依存症との共通点の一つである。精神科医向けのある講習会で、患者の意思に反して医療保護入院下で摂食障害の治療を行った事例が提示されたところ、この病気の現実を知らない法律家が、医師の対応を人権侵害として非難する場面に出会った。個別の判断の当否はさておき、否認を伴うＡＮのケースにおいて形式的に本人の意思を尊重して済ませるなら、およそこの病気の治療は不可能になるだろう。

　依存症と摂食障害のさまざまな共通点は、いずれも特定の行動様式が報酬系と排他的に結びつき、可変性を失ったものと考えれば理解しやすい（報酬系については第七章参照）。本能的に「快」をもたらすはずの食物摂取を断つことが、報酬系の活性化につながるメカニズムについては謎が残されているものの、それに引き続いて起こる事態に注目する限り、摂食障害とアルコール依存症の類似性はあまりにも明白である。この類似性に実質的な裏づけがあるかどうかは、いずれ脳科学の進歩が明らかにすることだろう。

アルコール依存症に対して特効ある治療法は確立しておらず、ただ断酒会活動だけが一定の有効性を実証されていることを第七章で紹介した。それならば、摂食障害に対しても同様のピアサポートが有効ではないかと推測してみたくなる。そのような活動が、既に各地で地道に行われていることを付記しておく。

参考文献・URL

▼牛島定信『パーソナリティ障害とは何か』講談社現代新書（二〇一二）

▼J・G・ガンダーソン（著）黒田章史（訳）『境界性パーソナリティ障害治療ハンドブック　「有害な治療」に陥らないための技術』岩崎学術出版社（二〇一八）

▼K・シュナイダー（著）平井静也・鹿子木敏範（訳）『臨床精神病理学』文光堂（一九五七）

▼小俣和一郎『精神医学とナチズム　裁かれるユング、ハイデガー』講談社現代新書（一九九七）

▼H・S・サリヴァン（著）中井久夫（他訳）『精神医学的面接』みすず書房（一九八六）

▼丸田俊彦『痛みの心理学　疾患中心から患者中心へ』中公新書（一九八九）

▼日本摂食障害学会（監修）『摂食障害治療ガイドライン』医学書院（二〇一二）

▼摂食障害の自助・ピアサポートグループNABA、https://naba1987.web.fc2.com/

◉第九章

歴史の中の精神疾患
人類史的意義と処遇の現実

1．病気と性格

前章で扱ったパーソナリティ障害は、パーソナリティそのものの偏りとそれに由来する不適応行動を問題とするものである。アメリカ発のＤＳＭ－５のシステムでは相応に大きな位置を占めているが、精神医学の歴史の中では傍流に過ぎない。本流はあくまで統合失調症や躁うつ病など「病気」の診断と治療であり、パーソナリティはそうした病気の背景要因として論じられてきた。病前性格論と呼ばれるものがそれである。

病前性格論は以前には盛んに議論された。特にうつ病に関しては、ドイツの精神医学者テレンバッハ（Tellenbach, H.）の提唱したメランコリー親和型や、下田光造による執着気質が有名である。両者はややニュアンスを異にするが、責任感や秩序指向が強く完全を求める性質の者が、現実との齟齬をきたす中で自責感と疲労を強めて抑うつ的になるといった大筋は理解しやすいものである。少なくとも一部のケースに関しては説得力があり、現在でもうつ病の発病や再発を予防する文脈で活用されているが、これに合致しないケースも多々ある。とりわけＤＳＭの導入によってうつ病という概念が拡張された現在、うつ病全体をこれで説明することは難しい。

うつ病に限らず、「性格」の役割を以前ほど重視しないのが最近の傾向のようである。たとえば強迫性障害について、以前は几帳面で融通のきかない強迫的な性格背景を想定し、これを土壌として症状が形成されるという考え方が強かった。しかし近年の調査ではこれに該当するケースは一部に過ぎず、いかなる性格背景からでも強迫症状が発生し得ることが示されている（第四章参照）。ＤＳＭの用語で言うなら、強迫性パーソナリティと強迫性障害は無関係とは言えないまでも、さしあたり別の問題ということになる。

同様に、パニック障害や全般性不安障害は不安に駆られやすい神経質な性格の者に限らず、これまたどのような性格背景からでも生じる可能性がある。ヒステリーと性格の関連は以前には大いに議論を呼ぶテーマだったが、今日ではヒステリーという診断概念そのものが、症状別に解体されて表舞台から消えた。その分解産物である転換性障害や解離性障害は、これまた演技性パーソナリティと併存することもあれば、しないこともあるという。

このように、精神疾患とパーソナリティの問題をいったん切り離し、別系統の問題として扱うのが最近のトレンドと言ってもよい。こうした変遷には、DSMの導入に伴う診断システムの変更も影響しているだろうが、それればかりとは言えない。今日の目から見ると「何らかの性格が病気を誘導するに違いない」という思い込みが、臨床家の判断に影響を与えてきたのではないかとも疑われる。仮説に合致する例は印象に残りやすく、合致しないものは忘れやすい。記憶というものの厄介な特性である。

どの精神疾患をとっても、特定の性格の人間だけに限られるものはない。精神疾患はもともとの性格に関わりなく、誰でも罹り得るものであるという大原則は、実践上の教訓として強調しておく意義があるだろう。

クレッチマーと天才の病跡

病気と性格を関連づけた説として歴史上有名なものに、クレッチマー（Kretschmer, E.）による気質体型理論がある。クレッチマーは人の気質に体型までも絡めて三つの組み合わせに分類し、各類型と代表的な内因精神病との間に親和性があると主張した（表9―1）。

社交的で快活な人間は、そのような生活習慣の必然的な結果として肥満した体をもち、そうした気質が過剰に働くとき躁うつ病（うつ病／双極性障害）を来すのに対し、非社交的で内面にこもりがちの人間は痩せた体をもち、妄想世界への親和性を示す。一方、筋骨隆々たる闘士型の体型の人間は、性格的にも忍耐強い闘士のような粘着性と爆発性を特徴とする、あらましそういった説である。至ってわかりやすい発想であり、生活実感に照らしても納得しやすいところがあるだろう。筆者はこれを一九七〇年代の中学校の保健体育教科書で見た記憶があり、当時この説が広く知られていたことがわかる。

ただ、この説には実証的な根拠が存在しない。クレッチマー自身は自験例を対象とする調査によって、自説が統計的に裏づけられたと主張したが、その後に諸家が行った追試はいずれもこれを

体型	気質	親和的な精神疾患
肥満型	循環気質	躁うつ病
痩せ型	統合失調気質	統合失調症
闘士型	てんかん気質	てんかん

表9-1　クレッチマーの気質体型分類

確認せずに終わった。クレッチマーの示したサンプルには、偏りがあったものと考えざるを得ない。そのためであろう、この説は一時かなりもてはやされたものの、今日の精神医学では言及されることが少なくなっている。

一方、クレッチマーはこうした分類を天才の病跡学にも援用した。その主著『天才の心理学』は循環気質の天才としてゲーテら、統合失調気質の天才としてカントやライプニッツなど、歴史上の人物を多々数え挙げ、ヨーロッパの地域や人種との関係を論じた興味深いエッセイである。

ただ、不思議なことにクレッチマーはてんかん気質にきわめて低い評価しか与えておらず、「目立った高い創造性は、闘士型者にはみとめられない」とまで断じている。てんかん気質に属する天才として使徒パウロから文豪ドストエフスキーまで多くの例が存在するのは諸家の指摘するとおりで、「高い創造性がみとめられない」などとは到底いえそうもない。どうやらこの点でも、クレッチマーの判断には実証的な公平さが欠けている。彼自身がどのような気質・体型であったかわからないが、てんかん気質でなかったことは確実であろう。

実証的な根拠はさておき、気質と体型に関するこの種の類型化と組み合わせは、実は二〇世紀のクレッチマーを待つまでもなく、古今の文学や説話の中でくり返しとりあげられてきた。セルバンテスの『ドン・キホーテ』に登場する名コンビ、主人公ドン・キホーテ・デ・ラ・マンチャ（やせ型の夢想家）と従者サンチョ・パンサ（肥満型の現実主義者）は歴史に名高い好例である（図9-1）。作品の中でくり返される食い違った掛け合いの面白さに、二つの気質の特徴がいかんなく表現されている。

さらに日本人なら誰でも知っている『西遊記』は、孫悟空（闘士型の爆発性格）、沙悟浄（やせ型の非社交家）、猪悟能（猪八戒：肥満型の貪食・漁色家）という三類型の代表を鮮やかに描きわけており、見事というほかはない。

こうした発見は近代精神医学の発展にはるかに先んじて古人の観察のうちにあり、さらに各類型を単独に論じるより、その組み合わせが織りなす相互関係の中にこそ妙味があることも、古人の夙《つと》に洞察するところだったのである。

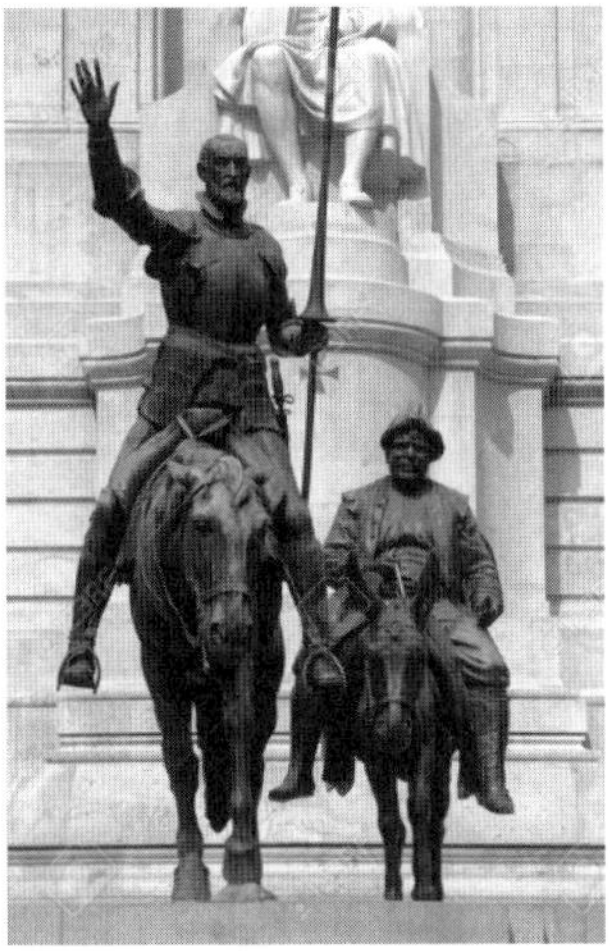

図9-1　やせた夢想家と太った現実主義者
(Martin Vonka©123RF)

精神疾患と病前性格、体型と気質の

間に関連を想定するのは、考えてみればごく自然な発想ともいえる。最近の研究は、過去の時代の過度の思い込みに批判的修正を加えたが、こうした関連を根本から否定したわけではない。この種の着想を実証に耐える理論にまで鍛えていくためには、まだまだわからないことが多すぎるのである。

遺伝子研究や脳科学が十分な進歩を遂げた暁には、精神医学があらためてこの問題をとりあげることが可能になるだろう。それまでの間、こうした言説は精神医学の理論としてよりも、文芸などをとおしての人間理解の一助として楽しむのが相当であるようだ。シェイクスピアはその作品の中で、てんかん気質の持ち主であったと推測される英雄に、こんな言葉を語らせている。

「おれのそばには、肥った男だけを置いてくれ、頭をきれいに撫でつけ、夜はよく眠る男をな。あそこにいるキャシアスなどは痩せてひもじい様子をしている。あの男は物事を考えすぎる。ああいう手合いは危険だ」（『ジュリアス・シーザー』福田恆存訳）

2．精神疾患の人類史的意義——中井久夫の論考から

これも前章でとりあげた摂食障害は、脳の機能変調（食欲制御システムと報酬系）を窺わせる一方で、メディアを通じて伝達される情報に強く影響されるという二つの顔を持っている。個体の中枢神経系（ミクロ）と、社会全体の情報ネットワーク（マクロ）の間《あわい》に発症し、その両面と連動しながら経過すると言ってもよい。

実はこのようなミクロとマクロの連関は、摂食障害に限らず多くの精神疾患に関して広く認められる。

たとえば統合失調症は典型的な内因性疾患であり、ドーパミン神経伝達の異常を含む脳の機能変調が本態であるが、その妄想内容には先端的な技術や政治社会的な事件などが色濃く投影される。一九六四年にライシャワー駐日米国大使を襲ってナイフで刺した少年は、自分が米ソ冷戦の犠牲とされ、特殊な軍事技術によって遠隔的に健康を損なわれていると信じていた。

双極性障害もまた脳の機能的変調に基づく気分の変動が本態であるのに、たとえば親族や知人の死に伴う心理的な喪失体験が躁転のきっかけになることがよく知られている（いわゆる「葬式躁病」）。非定型精神病と呼ばれる亜型ではとりわけ社会的事件に敏感に反応することが多く、筆者の担当したある患者は、離島の火山噴火のニュースをテレビで見たとたん、数年来の安定が一気に崩れて入院に至った。

同種の例は枚挙に暇がなく、一筋縄ではいかないミクロとマクロの相関が、精神現象についての理解を困難にすると同時に、尽きぬ興味をかきたてる。そうした領域を深く探索した力わざの一例として、ここでは中井久夫が『分裂病と人類』[1]において展開した独特の人類史的考察を見てみよう。

中井はまず、重い失調をきたした場合に他の病よりも分裂病に陥りやすい「分裂病親和者」(以下、S親和者)を想定したうえで、S親和者の「先取り的」な構えについて、電気工学の「微分回路」を援用して論じる。

微分回路とは、ある時点における入力の時間的変動をもっぱら検出するもので、運動するものしか認知しないカエルの知覚や、系統発生的に古い知覚であるヒトの嗅覚や味覚がこれにあたる。変化の予徴を敏感につかみ、未来の傾向を予測するには優れているが、入力の変動やノイズに弱く、過去のメモリーが生かされないといった弱点をもつ。

中井は、こうした微分回路の特性が「S親和者」の多くの局面を説明するとしたうえで、兆候空間＝微分(回路)的認知の優位は、系統発生的に古型であり、人類史においても最古の段階である狩猟採集民において、もっともその長所を発揮できていたのではないか、と指摘する。

以下、中井は現代に残る狩猟採集民に例を引きながらこの点を詳述し、人類が農耕段階に入るとともに「Ｓ親和者」が歴史の表舞台を強迫性親和者に譲っていったと述べる。それから長い年月が経っているが、しかし「Ｓ親和者」は表舞台からは退いても、固有の役割を失ってはいない。

微分回路になぞらえられる「先取り的」な構えを身上とする「Ｓ親和者」は、農耕社会の成立後にも時として大きな働きをもって社会に貢献する。中井に依れば、それは航海者に代表される特殊な職業倫理、そして非常時における「Ｓ親和者」の警世的な動きに具体例を見るという。

奇妙なことは、無事平和のときには「隠れて生きることを最善」（デカルトの座右銘）とするＳ親和者が、非常時にはにわかに精神的に励磁されたごとく社会の全面に出で、個人的利害を超越して社会を担う気概を示すことである。

中井はニュートンやラッセルといった古今の例を引きながら、Ｓ親和者を「「世直し」

を唱える者」あるいは「問題設定者」と規定し、「杳かな徴候から全体を推定し、それが現前するごとく恐怖しつつ憧憬する」と描写する。そして、このような特徴をもつS親和者が成員の一定数を占めることは、集団全体をして破局の徴候に目を向けさせ、その実現を回避させる効果をもち、その限りで「人類にとって必要な」ことであり、「人類学的な有利さ」をもたらすものだったとするのである。

中井による人類学的・歴史的な考察の対象は、S親和者の微分回路的な認知だけに限定されるものではない。先に引用した部分にも登場した「強迫」という特性や、とりわけわが国でうつ病の病前性格との関連で論じられた「執着気質」の問題について、頁毎にユニークな論考が展開されている。非常な博学と深い思索に裏打ちされた著者一流の筆致については、ぜひ原著で味わっていただくとして、ここではこの発想が意味するところに注目しておきたい。

前述のとおり、S親和者とは「重い失調をきたした場合に、他の病よりも分裂病に陥りやすい」者、すなわち統合失調症の発症リスクの高い人々であり、いわば統合失調症予備群である。疾患予防の観点だけに絞るなら、こうしたハイリスクの人々は要観察群といった負の意味を担わされることになるだろう。しかし集団全体の運命にとっては、逆にこのような人々の存在が人類にとって必要であり、有益でもあったというのである。
そのように考えるとき、統合失調症という病気が違った意味合いを帯びて見えてくる。同病のハイリスクという負荷を負った人々が、集団の生存のために重要な貢献を為してきたこと、そして発症リスクとこのような貢献を為しうる能力が表裏一体のものであること、そうした気づきは、この人々に対する敬意と感謝を喚起するものではないだろうか。それは自分自身のリスクと貢献について考える縁《よすが》ともなる。中井の流儀でさまざまな病気の親和者について見渡すとき、自分もまた何らかの病気の親和者である可能性は十分あるからである。

かつて筆者の駆け出し時代に指導してくれた、ベテラン医師のことを思い出す。彼の持論は「人は誰でも異常の芽をいろいろともちあわせているが、小さな芽をたくさんもちあわせている限り発病に至らない。どれか一つの芽が他を圧して大きくなったとき、病気が発生する」というものであった。

従って、彼はまた「不運にも発病した人に対しては、『自分の代わりにこの人が病気になってくれた』というわきまえをもって接したい」とも語ることがあった。

中井の論考は、こうした言葉に理論的根拠をあたえるもののように思われる。

3. 近現代裏面史

しかし現実の歴史、とりわけわが国のそれは、敬意や感謝とはかけ離れた扱いを精神障害者に提供してきた。

法や制度の変遷を本格的に扱うことは本書の範囲をはるかに超えるが、限られた紙数の中でぜひ指摘しておきたいことが一つある。それは、わが国の精神医療制度がその時代の国際情勢と強く連動しており、常にわが国が選択した国策に翻弄され、あるいは海外からの圧力に影響されながら進んできたということである。一言で言えばそれは常に外向きであり、同時に上から下に向かうものであった。

表9-2に示したのは、わが国の精神保健福祉立法の明治以来の推移である。

出発点にあたる明治初年において、わが国には精神病院と呼べるものが存在しなかったことに留意したい。フーコーが「大いなる閉じ込め」と呼んだように、欧米においては大規模な病院や施設への精神障害者の収容・隔離が長い時間をかけて進行し、そのような病院・施設における環境や処遇の改善が課題となる段階を迎えていた。しかし明治初年のわが国には、収容のシステムがそもそも存在しなかったのである。

年次	法律	主な要点	国際的背景
1900年（明治33年）	精神病者監護法	旧民法下の「家」の責任において精神障害者を監督させるもの。私宅監置を認める。	不平等条約改正に向け法制度整備が急がれる。
1919年（大正8年）	精神病院法	公立精神病院の設置を規定したが予算不足などで進まず。	第一次世界大戦（1914-18年）。
1950年（昭和25年）	精神衛生法	精神病院の設置を都道府県に義務づけた。私宅監置を廃止。措置入院制度創設。	第二次世界大戦（1939-45年）と日本の敗戦。GHQによる民主化政策。
1965年（昭和40年）	精神衛生法改正	保健所の機能強化。精神衛生センター設置。通院医療費公費負担制度新設。	ライシャワー事件（ライシャワー米駐日大使が統合失調症の少年に刺される）
1988年（昭和63年）	精神保健法	任意入院、医療保護入院など入院形態と手続きの整備。精神保健指定医制度等新設。	宇都宮病院事件をきっかけに精神障害者の非人道的処遇が国際的非難を浴びる。
1995年（平成7年）	精神保健福祉法	「自立と社会参加の促進のための援助」が謳われる。	

表9-2　精神保健福祉立法の推移（国際情勢との関連）

万事につけ欧米をモデルに急速な近代化を図ったわが国であるが、精神病院の建設は京都癲狂院や東京府巣鴨病院（松沢病院の前身）などごく少数に留められた。これに代えて当時の政府は、精神障害者の保護と管理を「家」の責任に委ねることを選択した。もとより今日のそれとは全く異なる旧民法下の「家」制度を前提とし、いわゆる家長（戸主）に家族内の精神障害者処遇の責任を負わせるものである。欧米では行政の責任において進められてきた精神医療を、家族の多大な負担に依拠しつつ民間ベースで行うというわが国の悪しき伝統は、ここに端を発している。

そのための具体的な方策として、精神病者監護法（一九〇〇年）は当時民間に行われていた座敷牢の習慣を、「私宅監置」という名のもとに制度化した。座敷牢の実情は、たとえば島崎藤村の『夜明け前』最終章につぶさに描かれているが、これなどはむしろ十分に配慮された環境良好な一例であり、実際にははるかに劣悪な事情のものが多かった（図9－2）。東京帝国大学教授の呉秀三は、弟子らの協力を得て私宅監置の実情を調査し、その報告書を一九一八年に出版している。そこに記された「我邦十何万の精神病者は、この病を受けたるの不幸のうえに、この邦に生まれたるの不幸を重ぬるものと言ふべし」との言葉は、精神医療関係者の間に今日まで記憶されている。

「家」の自助努力に依拠するこのような精神医療は、さしあたり資源に乏しい明治日本の応急策として開始されたが、大正期に入ってわが国の経済水準が相対的に向上しても是正されなかった。精神病院法（一九一九年）は公立精神病院の設置を謳ったものの、政府や自治体の義務は規定されず予算も不足したため、実効性に乏しかった。精神病者監護法の制定から半世紀後の一九五〇年、敗戦後のＧＨＱ改革の時代に同法に代わって精神衛生法が制定され、私宅監置が廃止されるとともに都道府県の精神病院設置義務が明記されるに至り、ようやく近代的な精神医療の整備作業が緒に就くことになる。

その後、精神病院の増設と精神科病床数の増加が急ピッチで進行するにつれ、今度は病院における過度の閉鎖的処遇と非人道的な処遇が問題にされることとなる。欧米など諸外国では精神病院のほとんどが国公立であるのに対し、わが国では強引ともいえる利益誘導のもとで私立精神病院の建設ラッ

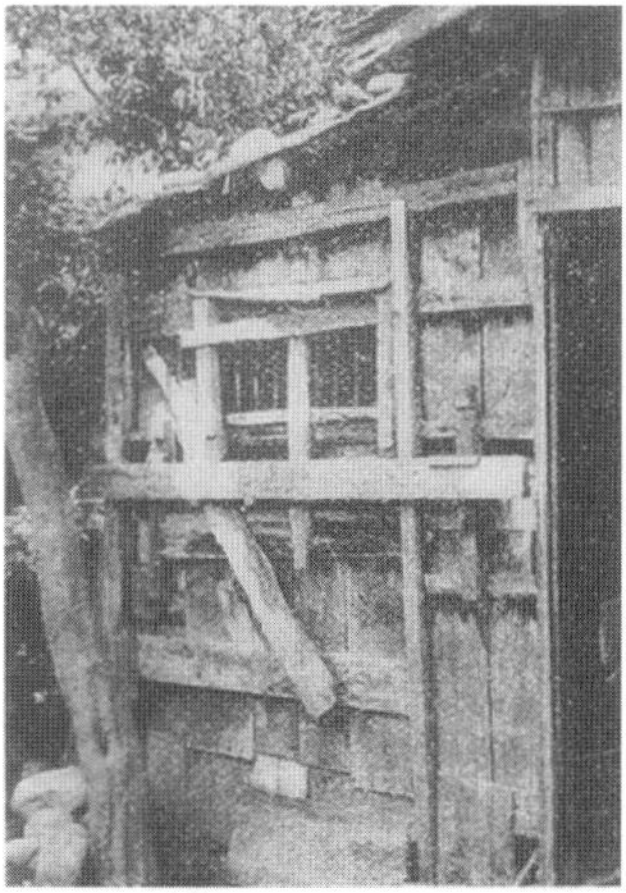

図9-2　私宅監置の一例（呉秀三・樫田五郎『精神病者私宅監置ノ実況及ビ其統計的観察』1918年より）

シュが生じた。そのように乱立した精神病院の劣悪な環境の中で、患者への不適切な処遇や人権侵害が恒常的に発生し、くり返し社会問題となってきた。

中でも違法行為が横行し二名の死者を出した一九八四年のいわゆる宇都宮病院事件は、国連の人権問題小委員会の取り上げるところとなり、わが国における精神障害者処遇の後進性が国際的な非難をあびた。これをきっかけとして一九八八年に精神衛生法が改正されて精神保健法が施行され、ここではじめて「人権擁護」と「社会復帰促進」は精神医療の主要な目的として位置づけられることになったのである。

後回しにされたもの

表9−2を見ながらこのような経緯をたどってみるとき、精神医療の根幹に関わる法制度が、常にわが国の置かれた国際事情と深く連動し、これに翻弄されてきたことが明瞭に見てとれる。

広く愛読されテレビドラマでも人気を博した『坂の上の雲』（司馬遼太郎）の世界を思い出してみたい。この作品が活写したとおり、半植民地状態から出発した明治日本は、富国強兵を国策として戦争に勝ち抜くことにより独立を勝ちとる道を選んだ。この困難な目標に向け、他のあらゆるものを後回しにして、軍備の強化が優先されたのは周知のとおりである。

　そのように後回しにされた「あらゆるもの」の中に、精神病院の建設をはじめとする精神医療の充実と向上が含まれていた。精神病者監護法が制定された一九〇〇年（明治三十三年）は、日清戦争（一八九四–五年）と日露戦争（一九〇四–五年）にはさまれた時期であることに留意したい。来たるべきロシアとの決戦に備えて全力を傾注すべきこの時期に、精神障害者の処遇を「家」に委ねることによって公的な支出と労力を最大限に節約したと読むなら、図柄はぴたりと一致する。精神病者監護法は『坂の上の雲』に描かれた表の世界の、裏面を繕うものでもあったのである。

　そのように後回しにされたものが後年適切に回復されたのであったなら、その経緯を評価することもできるであろう。しかし現実がそのように進まなかったことは、前述のとおりである。戦後のわが国の高度成長を、軍事において失ったものを経済の領域で取りもどそうとする戦争の継続に見立てる説がしばしば語られる。この見方を借用するなら、精神病者監護法と私宅監置が明治日本の富国強兵策を裏から支えたように、精神衛生法と病院収容型の精神医療は戦後の日本の高度経済成長と表裏一体を為すものだったとも言える。

私宅から病院に場所は変わったものの、精神障害者に対する隔離収容の基本姿勢は戦後も変わることがなかった。そして、海外からこの点に関する厳しい批判を受けるまで、日本の社会が主体的にこれを修正することはついにできなかったのである。

ここで一枚のグラフを見ておこう。

図9―3は各国の精神科病床数（人口比）の年次推移を示したものである（図3―2を再掲）。

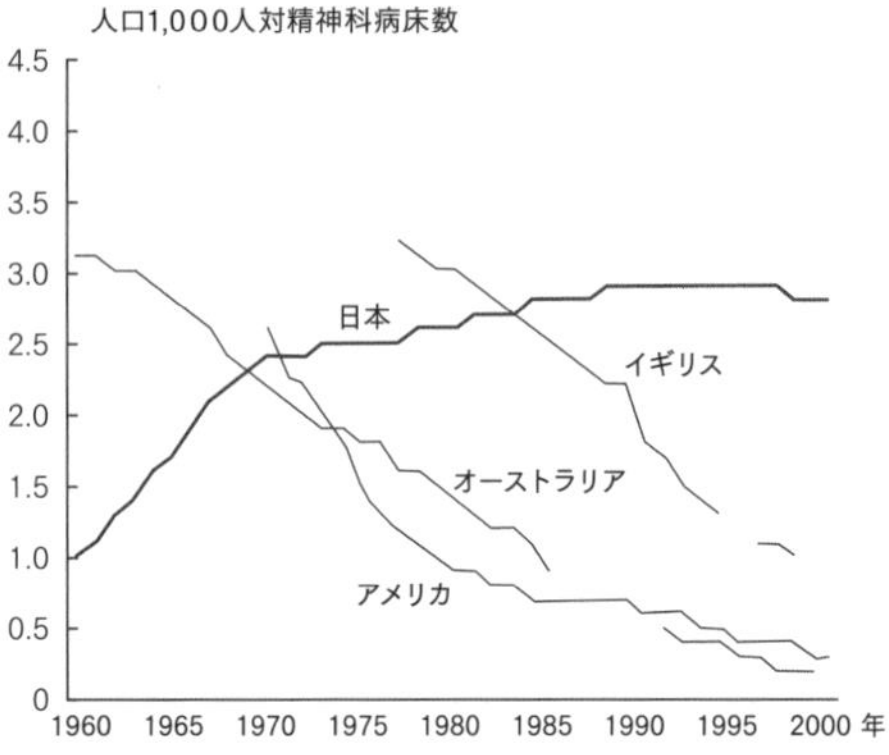

図9-3　精神科病床数の年次推移（「我が国の精神保健福祉」平成23年度版より）

イギリス・アメリカ・オーストラリアでは、それまで人口一千人に対して三床程度であった精神科病床数が一九六〇年頃から急速に減少し、一桁少ない値に至って落ちついた。理由ははっきりしており、一九五二年のクロルプロマジン開発以降、統合失調症に対する薬物療法が急速に発展し、この病気を外来通院で治療することが可能になったからである。統合失調症は入院患者の中で圧倒的多数を占めていたから、その患者が地域社会に移るにつれ、精神科病床そのものの必要性が大きく減じた。グラフに示した三カ国は代表例に過ぎず、ほぼすべての欧米諸国において同じことが起きている。二〇世紀後半の精神医療は、病院における閉鎖的医療から地域における開放的医療への歴史的な転換を経験した。グラフの曲線はそのことを何よりも雄弁に物語るものである。

ところが驚くべきことに、同じ時期のわが国は全く逆の動向を示している。精神科病床数は減るどころか増え続け、欧米諸国の数字と逆転し、かつてのこれらの国々とほぼ同水準の人口一〇〇〇対三に達してようやく増加を停止した。そして、今ではこの数字が患者の平均在院日数の長さと並んで、日本の精神科地域医療の遅れを示すものとして批判の対象になっている。

なぜこのような奇怪なことが起きたのか。その複雑なからくりを、ここで十分に説き明かす余裕はない。ただ、統合失調症患者をはじめとするわが国の精神障害者は、精神科薬物療法の進歩が人類全体にもたらした恩恵に、長らく浴することができなかった事実は明白である。開発された抗精神病薬は、患者の地域生活を支えるものとしてではなく、病院内の閉鎖的環境への順応を促すものとして用いられた。そこに生み出され、現在も解消されていない大量の「社会的入院」は、呉秀三の言葉が過去のものになっていないことを、我々に鋭く突きつけている。

スティグマの克服に向けて

さしあたり法制度や政策の観点からわが国の足どりをたどってきたが、その後進性を為政者や国策だけの問題としてすませる訳にはいかない。いわゆるスティグマは一人一人の生活者の心の中に胚胎し、その総和として生まれるものだからである。

スティグマ（stigma）は「烙印」を意味するギリシア語に由来する言葉である。近年の社会学は、特定の特徴をもった個人や集団に対して付与される負のレッテルをスティグマと呼び、社会的な偏見や差別の根底にスティグマがあることを論じている。このような視点から歴史を振り返るとき、「精神障害（者）」という言葉やイメージが、一つのスティグマとして機能してきたことに気づく。それは日本の戦後社会における、最も深刻なスティグマの一つであったかもしれない。

これを象徴的に示すものとして、ライシャワー大使刺傷事件の際の日本人の反応を振り返っておきたい。本章の初めでも言及したこの事件は、一九六四年三月二十四日に十九歳の少年が駐日米国大使エドウィン・ライシャワー氏を大使館敷地内で刺し重傷を負わせたものである。東京五輪開催を秋に控え、敗戦国日本が国際社会へ輝かしい復帰を遂げようとしていた矢先、この事件は日本全国を文字どおり震撼させた。その反応は、朝野を挙げてのアメリカへの謝罪と、精神障害者に対する恐怖に満ちた反感という形で表れた。

試みに、同日の号外をはじめとする当時の新聞のバックナンバーを検索してみるとよい。あらゆる紙誌がこぞって公安の手抜かりを糾弾し、「危険な精神異常者」を取り締まるよう求めていること、そして目を疑わせるような精神障害者への差別表現が、公然と発信されていることに驚くだろう（図9－4）。

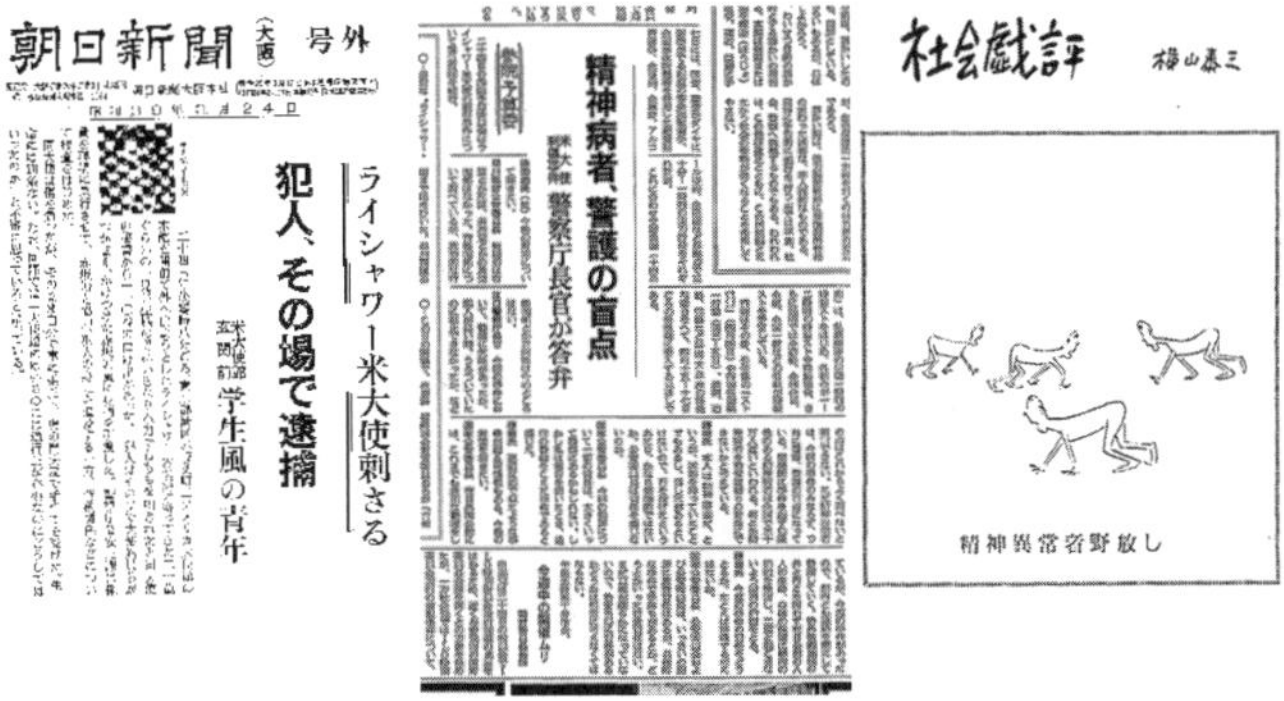
朝日新聞（大阪）号外

ライシャワー米大使刺さる

犯人、その場で逮捕

米大使館玄関前 学生風の青年

精神病者、警護の盲点

米大使刺傷事件 警察庁長官が答弁

社会戯評　横山泰三

精神異常者野放し

図9-4　ライシャワー大使刺傷事件後の新聞報道から（3点とも朝日新聞）

加害者の少年が精神分裂病（当時）に罹患しており、無治療のまま被害妄想に駆られて凶行に至ったという、悲劇的な状況に思いを致す記事は当時ほぼ皆無であった。仮に誰かが少年に同情的な言葉を述べたりすれば、周囲から激しい非難を浴びかねない状況でもあった。クロルプロマジンの開発から既に十年以上経ち、世界の精神医療が病院収容から地域開放へと大きく転換を遂げつつあった時期のわが国の風景であり、当時のマスコミやそこに反映される一般人の精神障害理解がどのようなものであったかを、鮮やかに示す逸話である。

それから半世紀以上経ち、状況は大きく変わった。一九八八年の精神保健法施行以来、徐々にではあるが法制度や社会資源が整備され、精神障害に対する人々の知識や理解は大幅に増している。それでもなお、到底十分とはいえないであろう。スティグマ克服を目指す草の根活動が各国で精力的に進められている（詳細は参考文献に示したH・スチュアートらの著書参照）。その教訓の一つに、「正しい知識の普及だけでは態度の変容は決して望めない」というものがある。知識の普及は重要であるが、それを行動に結びつけるにはきっかけが必要である。そしてきっかけとして最も有効なのは、障害のある人々と実際に出会うことであるという。

我々に何よりも欠けているのは出会いの機会であり、出会いに向けて踏み出すほんの少しの勇気ではないだろうか。

当事者活動の潜勢力

出会いが大切とわかっていても、いったいどこでどう出会えば良いのか、その答えに代えて最後に紹介しておきたいのが、近年における精神障害者の当事者活動の盛り上がりである。

当事者活動は精神障害者の生きていく営みを支えるものとして、治療とは別の次元で行われてきた。しかし、アルコール依存症の断酒会は参加者の予後を現実に改善することにより、当事者活動の治療的意義を証明して見せたことを第七章で述べた。無批判の語り合いを愚直に繰り返していくその手法は、他の依存症や精神疾患の治療にも影響を与えてきたが、とりわけ大きな結実例として北海道浦河町に拠点を置く「べてるの家」の活動を挙げることができる。

地元特産品（日高昆布）の産直販売に成功して独立した財政基盤を獲得し、これに支えられて活発な当事者活動を繰り広げてきた「べてるの家」のたくましい足跡は、今では広く知られている。とりわけ注目に値するのは彼ら独自の「当事者研究」と呼ばれるもので、そこでは主として統合失調症の当事者らがミーティングの中でお互いの症状について積極的に開示し、自分たちで対策を検討し合うのである。

幻聴という症状を「幻聴さん」と呼んで擬人化し、厄介な訪問者である「幻聴さん」にいかに円満にお引き取りいただくか、皆で知恵を出し合うといったことはその一例である（図9－5）。ここからもわかるとおり「べてるの家」の営みは、総じてユーモアに満ちた楽天的なものであり、その力が従来の精神医学の常識を覆すほどの成果を挙げてみせた。幻覚・妄想といった統合失調症の中核症状は薬物療法で押さえ込む以外に対処法がなく、当事者は治療場面では薬物を処方される客体たらざるをえないというのが医者の側の「常識」だったからである。

筆者は二〇一七年の夏に、「べてるの家」を取材かたがた見学する機会を得た。この活動の中で、医師はどのような役割を果たしているのかというのが、密かな関心事の一

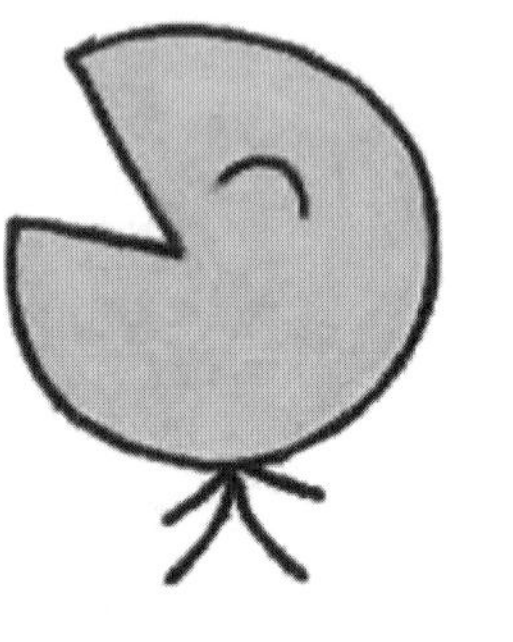

図9-5　幻聴さん（べてるなスタンプより©すずきゆうこ）

つであった。当事者研究というユニークな活動も、統合失調症の薬物療法にとって代わるものではない。むしろそれは、薬物療法の最新の成果を活かして症状をコントロールすることを前提とし、薬だけでは果たせない目標を認知行動療法の援用や、断酒会活動から引き継いだ「場の力」によって達成しようとするもののはずである。ならば精神科医と精神医学は、この活動においてどのような役割を果たしているのか。

医師はちゃんと存在しており、薬物療法をはじめとする医師の仕事を確かに行っていた。ただ、決して表には出て来ない。インターネット空間でも現地でも、登場するのは当事者自身であり、これを支える家族やスタッフであって、一見すると医師は不在のようですらある。医師をはじめとする医療スタッフは黒子に徹し、闘病者とその家族がその労苦に相応しい注目とねぎらいを与えられること、これこそ精神科医療のあるべき姿だとそのとき強く感じたのだった。

こうした「べてるの家」の楽観性と主体性は、全国の精神障害者と家族に大きな励ましを与えるとともに、困難を抱えて生きるすべての人々にエールを送るものとなっている。ある学会に「べてるの家」の一行が招待されたときのことが忘れられない。満場の拍手に迎えられて一行が入場し、マイクを向けられると代表者が言った。

「皆さん、こんにちは。最近の健常者はだらしがないので、今日は私たち障害者が活を入れに来ました！」

会場に割れんばかりの喝采が溢れたことは言うまでもない。「力とゆとりのある健常者が、弱い障害者を援助する」というステレオタイプに代え、「誰もが、助け合うことによって助けられる」という新しいビジョンがそこに示されている。そのような時代を我々は迎えつつある。

ライシャワー大使刺傷事件の前年、Ｊ・Ｆ・ケネディ大統領が米国議会に送った教書（いわゆるケネディ教書）は、精神障害者の権利と社会の責務を表明したものとしてよく知られている。その一節を記しておこう。

「我々国民は、長年にわたって精神障害者と知的障害者を不当に無視してきた。このような態度は、我々が同情と尊厳の理念を守り、人的能力を最大限に活用することを望むのであれば、すみやかに是正されねばならない。身にしみついた無関心と決別し、国中のあらゆる層、地方、州、個人、すべての行政機関において、遠大な計画を力強く実行に移していかなければならない」

（原文英語、石丸訳）

注

［1］『分裂病と人類』初版が上梓されたのは一九八二年であり、「精神分裂病」が「統合失調症」にあらためられるより二十年前である。同書はその後に版を重ねる際も敢えて病名表記を変更することなく今日に至っている。これに従い、同書からの引用に関わる部分は以下においても「分裂病」と表記する。

参考文献・URL

▼E・クレッチュマー（著）内村祐之（訳）『天才の心理学』岩波文庫（一九八二）
▼古川哲雄『天才の病態生理　片頭痛・てんかん・天才』テコム（二〇〇八）
▼中井久夫『分裂病と人類』東京大学出版会（一九八二）
▼M・フーコー（著）田村俶（訳）『狂気の歴史　古典主義時代における』新装版、新潮社（二〇二〇）
▼呉秀三、樫田五郎『精神病者私宅監置ノ實況及ビ其統計的觀察』「新樹会」創造出版（二〇〇九）
▼金川英雄（訳・解説）『［現代語訳］呉秀三・樫田五郎　精神病者私宅監置の実況』医学書院（二〇一二）
▼大熊一夫『ルポ精神病棟』朝日新聞出版（一九八一）
▼E・ゴッフマン（著）石黒毅（訳）『スティグマの社会学　烙印を押されたアイデンティティ』改訂版、せりか書房（二〇〇一）
▼大谷藤郎『現代のスティグマ　ハンセン病・精神病・エイズ・難病の艱難』勁草書房（一九九三）
▼H・スチュアート他（著）石丸昌彦（監訳）『パラダイム・ロスト　心のスティグマ克服、その理論と実践』中央法規出版（二〇一五）
▼向谷地生良『「べてるの家」から吹く風』増補改訂、いのちのことば社（二〇一八）
▼べてるの家、https://bethel-net.jp/
▼浦河べてるの家『べてるの家の「当事者研究」』医学書院（二〇〇五）
▼ケネディ教書（原文）https://www.presidency.ucsb.edu/documents/special-message-the-congress-mental-illness-and-mental-retardation

◉第十章

治療論補遺

薬の効用・限界・活かし方

精神疾患の治療法については各章で触れてきたが、ここであらためて全体を振り返り、各論を貫く基本的な考え方や基礎知識についてまとめておくことにしよう。

「治癒」のイメージと医者の役割

精神疾患における「治療」のイメージについて。精神疾患の場合、薬物療法が劇的に奏効して短期間に病気が快癒することもあるものの、長い時間をかけて健康のバランスを回復していくケースが実際には多い。健康なバランスを回復しようとする患者の力が主役であり、医者が患者を「治す」というよりも、患者が「治る」のを医療者が手助けするといったモデルの方が現実に近い。「医者が指示し患者が従う」というパターナリズムを脱し、患者の自己決定権に基づく医療へ進むことは医療界全体の流れであるが、とりわけ精神科医療においてはそれが望ましい。一時的に強制入院が必要とされるようなケースでも――あるいはそのようなケースはなおさら――急性期を脱した後には、患者が主体性と自己効力感を維持しつつ養生できるような配慮が求められる。

　精神疾患の発症や経過はその人の生活背景と密接に関わっていることが多い。従ってその治療においても、単に医学的な治療を原則に従って提供するだけでなく、その人の生活事情を考慮に入れた治療のあり方を工夫する必要がある。また、精神疾患の治療は生活を支える福祉的援助と不可分であり、精神保健福祉の視点が常に必要とされる。精神症状が生活上の問題の表れである例は多く、そうした問題を解決することによって精神症状が自然に消退することも珍しくない。逆にそうした問題が解決されなければ、治療が無用に長引くことは当然の理屈であり、現にしばしば起きていることである。

　精神疾患からの回復にあたっては、家族・友人・隣人など患者をとりまく人々による日常的な慰めや物心両面での励ましが、医療の提供する治療に勝るとも劣らぬ強力な後押しとなることは言うまでもない。

薬物療法と精神療法の補完的な関係

以上の前提のもとに行われる精神疾患の治療にあたって、薬物療法と精神療法は二本の柱ともいうべき役割を果たす。この両者が相互に対立する二者択一のものではなく、互いに支えあい補完しあうものであることを知っておきたい。

筆者が長く勤めた東北地方の精神科病院には、昭和初期にこの病院が開設されて以来のカルテがすべて保存されていた。書庫に入ってそれらを閲覧してみて気づくことの一つは、古い時代のカルテが一様にとても薄いことである。数年、時には数十年の入院患者のカルテが数ページしかないことすらあった。有効な治療法のなかった時代には、患者を入院させても行うべき手当がなかったのであろう。カルテすなわち診療録の薄さはそれを反映したものであり、治療よりも収容が入院の事実上の目的であったことをよく示しているように思われた。

その状況が変化する最初の節目は一九五〇年代半ばであった。既に述べたとおりこの時期に抗精神病薬が開発され、入院患者の過半を占める統合失調症に対して薬物療法が行われるようになった。日々処方される治療薬の内容が記載されることによって、カルテが急激に厚くなり始めたのである。

これに数年遅れて第二の節目が認められた。薬物療法によって症状が改善した患者に対して、各種の精神療法や作業療法など以前にはなかったさまざまな働きかけが開始され、時には退院に向けたケースワークの記載等も混じることによって、カルテはさらに分厚いものになっていった。

こうした経緯は、薬物療法と精神療法の関係をよく表している。統合失調症は、治療薬が開発される以前には、精神療法の歯が立たない難病であった。しかし、薬物療法によって症状がおさまり患者との意思疎通が可能になってくると、その成果の上に精神療法的なアプローチが効果をあげるようになってきたのである。薬物療法が地ならしをした土地に、精神療法が花開いたと言ってもよい。統合失調症に限らず、多くの疾患について言えることである。

薬物療法と精神療法が補完的な関係にあるとは、たとえばこのような意味であるが、後述するようにほかにもさまざまな例を見ることができる。

1．薬物療法

向精神薬とその特徴

薬物療法は今日では精神疾患の治療にあたって不可欠のものとなっているが、その本格的な歴史はまだ浅いものである。薬草による治療は古くから行われたが効果は限られていた。二〇世紀に入ってバルビツール酸が発見され睡眠薬として重用されたが、強力すぎて誤用や乱用の危険の大きなものであり、限定的にしか用いられなかった。第三章や第九章で触れた一九五二年における抗精神病薬の発明は、同時に精神科医療における本格的な薬物療法の幕明けを告げるものとなったのである。

その後、抗精神病薬に続いて抗うつ薬や抗不安薬など各種の治療薬が次々に開発され、臨床に応用された。これらの薬は偶然に発見されたものが多かったが、そうした薬が作用するメカニズムを検討することにより、精神疾患の発症メカニズムの研究も大いに進んだ。統合失調症のドーパミン仮説はその一例である。このようにして二〇世紀後半以降、薬物療法の発展に刺激された生物学的な方向からの精神疾患の研究が盛んになっている。

ヒトの精神活動に影響を与える物質を総称して向精神物質と呼ぶ。酒や覚醒剤は向精神物質の一例である。向精神物質のうち精神疾患の治療に用いられるものが向精神薬である。向精神薬は、その特徴に従って表10－1のように分類され、各種の精神症状に応じて処方される。

名称	種類（化学構造）	主な効用	適応となる障害・症状	副作用
抗精神病薬	フェノチアジン系 ブチロフェノン系 非定型抗精神病薬	・幻覚や妄想を抑える ・興奮を鎮静する	統合失調症 各種の幻覚妄想状態 躁病エピソード	錐体外路症状（パーキンソン症状）
抗うつ薬	三環系 SSRI SNRI	・抑うつ症状を改善する ・パニック発作を抑制する ・強迫症状を軽減する	うつ病 パニック障害 強迫性障害	副交感神経遮断作用（便秘、口渇、不整脈など）
抗不安薬	ベンゾジアゼピン系	・不安を軽減する	さまざまな原因による不安症状	眠気、脱力、薬物への依存
睡眠薬	ベンゾジアゼピン系	・睡眠を促進する	不眠症状	眠気（翌日へのもちこし）、脱力、薬物への依存
抗てんかん薬	ベンゾジアゼピン系	・てんかん発作を抑制する	てんかん	眠気、脱力
気分安定薬	リチウム ベンゾジアゼピン系	・躁うつの気分の波を抑える	双極性障害	眠気、脱力

表10-1　向精神薬とその分類（種類、適応、副作用は代表的ないくつかの例を掲げたものであり、実際にははるかに多様である）

人体内部の生化学的な過程に働きかけて効果を発揮する点は、向精神薬も他の薬も全く同じである。それでもなお胃腸薬を飲むのとは違った心理的抵抗を多くの人が感じるのは、精神《こころ》の働きを薬に左右されることへの本能的な警戒心に依るのであろう。「薬に頼りたくない」とは多くの人が口にする言葉であり、それ自体はきわめて自然な反応である。

「頼るのではなく、使いこなすのです」「風邪を引いたときには風邪薬を使う、それと同じ構えで、必要に応じて活用しましょう」などと説明し、薬を使用する目的やおおよその服用期間、期待される効果と副作用などをきちんと伝えることが、不安を軽減する意味でも重要である。表10-2にも示したとおり、向精神薬の効果は心理的な要因によって左右されやすい。処方と服薬の心理的な意味合いについては後述する。

【薬理学的特性】

- 精神症状を標的とするため効果の評価が難しく、客観的な副作用の方が目にとまりやすい。
- 作用・副作用の個体差が大きい。
- 効果発言までタイムラグがある薬がある。

【心理社会的特性】

- 医師と患者の関係が作用に影響する。
- 患者のそのときの状況に左右されやすい。
- 偏見をもたれやすく、もちやすい。

表10-2　向精神薬の特徴

薬という異物が人体にもたらす効果のうち、人間にとって好ましいものを主作用あるいは単に作用と呼び、好ましくないものを副作用あるいは有害作用と呼ぶ。一般に、薬には必ず副作用があることを忘れてはならない。「クスリ」を反対から読めば「リスク」であるとリスクマネジメントの観点から指摘されるとおりである。向精神薬にも当然ながら副作用があり、その代表的なものを表10―1に示した。

何が主作用であり何が副作用であるかは、時によって異なることがある。三環系抗うつ薬は抗うつ薬の中でも最初に開発されたグループであり、強い治療効果をもつが副作用も強いのが難点である。このため、SSRIなど副作用のより軽い抗うつ薬の開発に伴って、第一選択薬として用いられることは少なくなった。三環系抗うつ薬の代表的な副作用は副交感神経系の遮断によって起きるもので、抗コリン作用などと呼ばれる。抗コリン作用による排尿困難は副作用として見逃せないものであるが、これを逆手にとって一部の三環系抗うつ薬を夜尿症などの治療に用いることが、保険適用上も認められている。このように薬の作用と副作用をあわせて検討し、利益の方が大きいと判断される場合に明確な目的をもって薬を用いるのが望ましい姿勢である。

なお「漢方薬には副作用がない」という主張を聞くことがあるが、これは誤りである。

漢方薬は西洋医学とは異なる独自の観点と経験則に支えられ、個々の事情にあった体質改善を図るものである。精神科臨床においても期待され利用が広がりつつあるが、時として有害な結果をもたらすことは他の薬剤と変わりがない。

向精神薬の選択と必要性

向精神薬を精神疾患の治療に用いる際、薬の選択は病気の種類よりも、症状に応じて決まることが多い。抗精神病薬は幻覚や妄想などの精神病症状を抑える作用があり、統合失調症の治療に不可欠であるが、他の病気でも幻覚や妄想がある場合には用いてよい。覚醒剤精神病、アルコール依存症に伴う幻覚、各種の譫妄などがその例である。また抗精神病薬には強い鎮静作用があることから、躁病エピソードの治療にも用いられる。

また、抗うつ薬はうつ病の治療における主役であるが、中にはパニック発作を抑制する作用や強迫症状を改善する作用をあわせもつものがあり、パニック障害や強迫性障害の治療に用いられている。

このように向精神薬は症状に応じて選択され、さまざまな疾患に広く使用されるのが通例である。ただし同じような症状であっても対象となる疾患によって、必要とされる用量や服用スケジュールが異なる場合があるので注意しなければならない。

前述のとおり、薬は服用による利益が有害作用のリスクを上回るとの判断に基づいて用いるべきものであるが、そうした判断の行方は疾患によってかなり違ったものになる。たとえば統合失調症の診断が確実な場合には、何をおいても抗精神病薬による薬物療法を行うことが強く望まれる。統合失調症の場合、抗精神病薬の治療効果は確実な根拠によって立証されているうえ、薬物療法に代わる他の有効な治療法が存在せず、仮に未治療で放置するならば病気が進行して深刻な結果をもたらす危険が大きいからである。

このように、①薬物療法の効果が立証されているか、②他に代わり得る治療法があるか、③治療しない場合のリスクはどれほどか、といったことが薬物療法の必要性を判断するポイントとなる。こうした観点から考えた場合、代表的な精神疾患に対する薬物療法の必要性は表10－3のように整理できる。

向精神薬に限らず、体内に取り込まれた薬はいずれ体外に排出されることになるが、その代表的な経路として、肝臓で代謝され腸管を経て便とともに排出されるものと、腎臓で濾過され尿に排出されるものが知られている。気分安定薬である炭酸リチウムは腎臓経由で排出されるが、他の向精神薬はほとんどが肝臓経由で排出される。腎機能や肝

疾患	向精神薬	必要性・有用性	備考	副作用
統合失調症	抗精神病薬	ほとんどのケースで必要	他に有効な治療法がなく、放置すると予後不良であるため、適切な薬物療法が最優先される。	錐体外路症状（パーキンソン症状）
双極性障害	気分安定薬	多くのケースで必要	気分の波を予防して生活を安定させることが望ましく、薬物療法を積極的に考慮すべきである。	副交感神経遮断作用（便秘、口渇、不整脈など）
うつ病	抗うつ薬	多くのケースで有用	症状を軽減し回復を早める効果が期待される。軽症例では認知療法も同等に有効とされる。	眠気、脱力、薬物への依存
パニック障害	抗うつ薬、抗不安薬	多くのケースで必要～有用	早期にパニック発作を抑制し、広場恐怖や抑うつ症状の進展を予防することで予後の改善が期待される。	眠気（翌日へのもちこし）、脱力、薬物への依存
全般性不安障害	抗不安薬	一部のケースで有用	薬物療法以外の治療法を優先する。抗不安薬は頓用＊であれば有効な場合がある。	眠気、脱力

表10-3　向精神薬の必要性（*毎日決まった時間に飲むのではなく、必要を感じたときに随時服用することを、頓用または頓服と呼ぶ）

機能に問題のある患者では、排出機能が低下して薬剤の体内濃度が高くなる可能性があり、処方にあたって注意が必要である。

薬の効き目の検証法

薬の効き目に関しては、しばしば心理的要因が重要な影響を与えることを誰しも経験しているであろう。後でも述べるように、こうした心理的効果（いわゆるプラセボ効果）は治療上、重要な意義をもつものであるが、薬の薬理学的な働きを評価する上ではノイズ（雑音）の一種である。プラセボ効果は一般に思われている以上に大きなものであることが多い。このため、新薬の有効性を評価する際などにはプラセボ効果を除去するためにさまざま工夫が必要となる。

薬のヒトに対する効果を検証する際には、対象者を服薬群（実験群）と非服薬群（対照群）の二群に分けて効果を比較するのが常道であり、このとき両群間に年齢・性別・身体条件・健康状態などに系統的な差が生じないよう留意せねばならない（ランダムサンプリング）。服薬群には真の薬、対照群には偽薬（プラセボ）を服用させるが、偽薬は検証の対象である薬用成分を含まないこと以外は、外見や味・臭いなどいっさい真の薬と区別がつかないようにする。さらに、個々の被験者に渡される薬が真の薬であるか偽薬であるかは、被験者自身はもとより薬を渡す担当者にもわからないようにしておく（ダブルブラインド）。薬を渡す側の期待や後ろめたさが敏感に伝わり、効果に影響することを防ぐためである。

このように厳重な注意を払って得られたデータを統計学的に分析し、十分な有意差が認められたときにはじめて薬が「効いた」と結論されるのである。

新薬の開発にあたっては治療上の有効性ばかりでなく、副作用や他の治療薬剤との相互作用についても十分検討する必要がある。副作用や相互作用に関する情報は、薬の発売後にも随時更新され現場に周知されるので、臨床家は常に注意を払っていなければならない。

電気ショック療法

身体に働きかける治療法としては、薬物療法のほかに電気ショック療法（電撃療法）が挙げられる。以前行われていた各種のショック療法や脳手術は向精神薬の登場とともに廃れたが、電気ショック療法は有効性と安全性が再評価され、うつ病や統合失調症の治療に活用されている。このことは意外に知られていない。

電気ショック療法は頭部に電極をあて一〇〇Vの電圧で数秒間通電するもので、そのまま行えば患者はてんかんの大発作（全身強直間代発作）と同様の激しいけいれん発作を起こし、意識を失う。統合失調症などの患者が何かの理由で大発作を起こすと、精神症状が改善する例のあることが経験的に知られており、これを人工的に起こそうという発想から生まれたものだったが、そのまま行えば患者に非常な恐怖と苦痛をもたらすことは言うまでもない。

そこで最近の電気ショック療法は、あらかじめ麻酔によって患者を眠らせ、筋弛緩薬を投与して全身けいれんを予防したうえで、ただ数秒間の通電のみを行う。こうして無用の恐怖や苦痛を患者にもたらすことを避けつつ、一定のスケジュールで通電をくり返す修正版が実施されている。

このような修正電気ショック療法は効果が大きく即効性があるうえ、実施前後の健忘以外にはこれといった副作用がないのも利点である。希死念慮や焦燥感の強いうつ病の治療に特に適しているほか、統合失調症の緊張型の治療にも有効とされる。

麻酔薬や筋弛緩薬を用いるため、手術に準じた設備や人員が必要であるなど不便な点もあるが、病気や症状によってはもっと活用されてよい治療法である。アメリカでは、うつ病の再発予防を目的とした電気ショック療法を外来で行っている例もある。

2. 精神療法的配慮

診療構造に織り込まれた精神療法的配慮

「精神療法と心理療法はどう違うのか？」と訊かれることがある。結論から言えば両者が本来意味するところに違いはない。どちらも英訳すればpsychotherapyとなることも、両者が同根であることを裏書きしている。

ただわが国の臨床現場では、精神科医療の枠内で行われることは精神療法と呼ぶ一方、カウンセリング機関などで行われることは心理療法と呼ぶという具合に、制度を反映した呼び分けが慣行となってきた。本書で一貫して精神療法の語を用いたのも、このような事情による。こうした呼び分けが生じた経緯を調べたり、それぞれの言葉が喚起するイメージや連想を比較したりするのは、社会学的な視点からは面白いかもしれない。

いずれにせよ○○療法などと言われると、精神医学や心理学の高邁な理論に裏づけられた特殊な技法を想像したくなるが、精神科臨床の現場で患者を実際に支えているのは、もっと地味で日常的な心遣いや言葉かけであり、以下に述べるような治療構造そのものであろう。この項のタイトルをわざわざ「精神療法的配慮」としたのもそのためである。先にも述べたとおり、わが国の都市部では精神科や心療内科の診療所（クリニック）が急増した。都市部では駅前のビルの一室など通院に便利な場所に開業する例も多く、とりわけ外来診療はこうした診療所が主たる現場となっている。

こうした診療所を初めて訪れる際、患者の側には病気に由来するさまざまな不調や動揺に加え、未知の場所へ出かけて、初対面の相手に私的な事情を開示することへの不安があるだろう。そうした心理に配慮して不安を和らげるよう心がけること、礼儀正しく穏やかな態度で親切に患者に接することは、モラルやマナーとしてばかりでなく、良好な関係を築いて治療効果を増すためにも欠かせない心得である。広義の精神療法はここで既に始まっている。あるいは、患者や家族が問い合わせや予約の電話をかけるとき、既に一歩を踏み出していると言えるかもしれない。

そのように開始された診療は、しばしばその構造自体が治療的な意義をもつ。医師や臨床心理士などの専門家が、専門的な知識と技術を携えて援助にあたってくれるとわかっただけで、患者の不安はかなりの程度低減する。さらに医療職には厳格な守秘義務が求められ、面談の中では道徳的な評価よりも共感的な理解が優先されるから、患者や来談者は他所では明かせない悩みや相談を安心して語ることができる。ある精神医学者が、「診療においては薬に先だってまず主治医が処方される」と述べたのは、こうしたことを指すものであろう。

実際、「話を聞いていただけただけで、ずいぶん楽になりました」という安堵の言葉や表情は、とりわけ適応障害圏の診療ではしばしば聞かれるものである。「守秘義務を伴う傾聴空間」という診察室の特徴が、カトリック教会における告解（いわゆる懺悔）に類似していることは興味深い。傾聴に軸足を置くロジャーズ流のカウンセリングでは、いっそう類似が顕著になるだろう。もとより告解は罪の赦しを与えることを目的としており、精神科診療やカウンセリングはそこに踏み込まないことを原則とするが、「受け容れられた」感覚と「赦された」感覚とは多分に重なる部分があるのではないだろうか。

精神科診療の場合、診療が進むにつれて問題の所在が明らかになり、いずれ診断や治療方針が告げられることも、同様に不安を低減して自己効力感を高める効果をもつ。こうした効果を高める上でも、パターナリズムに基づく一方的な告知に代え、みたてや治療方針を共有するというシェアード・ディシジョン・メイキング（SDM）の考え方に従って、双方向的なやりとりのもとに診療が進められることが望ましい。

薬物療法の心理的効果

診療の終わりにあたって薬剤の処方が行われることが多いが、これまた大きな心理的効果を伴うものである。

実際の薬の効果は薬本来の薬理効果だけでなく、服薬にまつわる心理的効果が加わって発揮される。「効くと思って飲んだ薬はよく効く」ということがあり、時には「ただの砂糖や小麦粉を『薬』と称して飲ませたら本当に効いた」などという話も耳にする。前述のとおり暗示によるプラセボ効果（偽薬効果）と呼ばれるもので、現実には向精神薬に限らずあらゆる薬剤につきものの現象である。鎮痛薬や降圧薬など多くの身体治療薬の効果も、何割かはプラセボ効果によることが知られている。

外来診療の場合、処方された薬を患者がもち帰って服用する際には、診療にあたって交わされた会話を始めとして、通院にまつわるさまざまな記憶が想起されるだろう。円満な治療関係の中で励ましを経験していればそれが想起され、不快な体験があればこれまた想起される。これを服薬のたびにくり返すとすれば、それによってプラセボ効果の程度や方向が大きく左右されることに不思議はない。「○○先生のお薬」といった言い回しは、こうした機微を象徴的に表している。

新薬候補の薬理学的効果を検証する際にはノイズとして除去すべきプラセボ効果であるが、臨床の場では処方の効果を高めるために活用すべき味方ともいえる。こうしたところにサイエンス（科学）としての医学と、アート（技）としての医療の違いを見ることもできるだろう。

統合失調症のように長期にわたる服薬が必要となる病気では、しばしば患者の側の拒薬や怠薬が問題になることがある。こうした場合、なぜ薬を飲みたくないのかという患者の心理に焦点をあてることにより、患者のもつ不安や治療関係に対する不満が浮かび上がってくることがしばしばある。

このように薬物療法には、薬というツールを用いた医療者と患者のコミュニケーションという側面があり、これを活用して治療効果を高めるのも精神療法的な実践の一部である。

精神療法のさまざまな流れ

精神療法にはさまざまな流れがあり、日々発展を続けている。いずれの流派にしても、特にそれを本格的に掲げて実践している精神科医は少なく、それぞれの背景と関心に応じて各種の精神療法を学び、ケースに応じて自分なりに活用している者が大多数であろう。そのような形で多くの精神科医にヒントを与えてきた代表的なものの中から、いくつかを以下に挙げてみる。

ロジャーズ（Rogers, C.）の創始した来談者中心療法は、特定の流派としてよりも心の臨床の共通の土台として広く受け入れられている。精神科診療においては、重篤な精神疾患のために患者の自我の力が弱っており、「来談者中心」のアプローチに収まらないことも多いが、傾聴や共感的理解といった基本的な考え方は精神科臨床にも大きな影響を与えてきた。近年の外来臨床では、もともと健康水準の比較的高い者がストレス状況の中で一時的な不調に陥る例が増えており、そうしたケースではとりわけ来談者中心療法の応用範囲は広い。

フロイトの創始した精神分析療法は、人の精神構造やその発達に関する精緻な理論をもち、とりわけ無意識の欲動を重視して精神活動を読み解こうとするものである。深層心理学的な解釈を駆使して、精神疾患の不可解な症状や患者の行動を説明するところに大きな魅力があり、とりわけ神経症の臨床と研究は一時、精神分析の独壇場の観があった。一方で精神分析的な解釈は客観的な根拠を示すことが難しく、しばしば独断に陥りがちであった。このため二〇世紀後半に生物学的精神医学が台頭するにつれ、以前の勢いを失ってきている（第四章参照）。

フロイト流の寝椅子を用いた自由連想法を本格的に行う治療家はわが国では少なく、精神分析の考え方を取り入れた力動的精神療法の形で、主として心因性疾患の治療に活用されている。

行動療法は精神分析とは対照的に、外部から観察可能な行動に焦点をあわせ、問題行動の修正を図るものである。対象者の行動を十分観察して現状を把握し、望ましい行動に対しては強化子（報酬）を与え、望ましくない行動に対してはこれを手控えるといった平明なやり方をとる。自閉症など発達障害のある子どもの行動変容に効果を挙げて注目された。最近では、かつて難治とされた強迫性障害に対しても有効性が示されている。

認知療法はその名のとおり個人の状況認知パターンに注目し、これに働きかけていく治療法である。同じ状況や出来事にさらされても、その状況や出来事をどう認知するかによって、ストレス反応のあり方が違うという観察が出発点となっている。自分自身の状況認知のパターンやくせを振り返り、たとえば自分にとって不利な情報を選択的に取り込むといった傾向が見いだされた場合には、中立的な方向に認知を修正するよう反復練習する。

認知療法は特にうつ病の治療や予防に対する効果が注目され、軽症例では抗うつ薬と同等ないしそれ以上の効果があると指摘されている。行動療法と組み合わせて認知行動療法の形で実施されることも多く、うつ病以外にもパニック障害やその他の不安障害、ストレス障害などの治療に広く応用されている。わが国では本格的な認知療法を行う医療機関はまだ少ないが、多くの治療者が認知療法的なアプローチを日常診療に取り入れているものと思われる。

以上に述べた精神療法は医師自身が行う場合もあり、また医師の指示のもとに臨床心理士などの心理スタッフが行うこともある。医師が薬物処方とケースの全般的運営を担当し、心理スタッフが精神療法を行う方式をＡＴスプリットなどと呼ぶが、こうした場合に医師と心理スタッフの間で十分な情報交換と意思統一が必要であることは言うまでもない。各種の精神療法が発達するとともに心理検査の需要も急増する現状の中で、医療現場における心理スタッフの必要性はいっそう高まっていくであろう。

精神療法は診療室の中で行われるものばかりではない。ＳＳＴ（ソーシャル・スキルズ・トレーニング：社会技能訓練）は認知行動療法を精神障害者の社会復帰訓練に応用したもので、デイケア・復職訓練・当事者活動などの現場で広く応用されている。たとえば「知らない場所で迷ってしまったとき、通りすがりの人に道を尋ねるにはどのようにするか」といった具体的な課題を提示し、グループワークの中で試行錯誤をくり返しながら生活技能の向上を目指していく。

同様に、心理教育（psychoeducation）の重要性も最近強調されている。心理教育は第四章でも紹介したとおり、患者本人や家族に対して、病気の症状・経過・予後や治療方法・治療薬など必要な情報をわかりやすく伝達するとともに、病気や障害の結果もたらされる問題や困難への対処法を習得してもらい、主体的に療養生活を営めるよう援助することを指す。ＳＳＴも心理教育も、アイデアそのものはとりたてて飛躍のない平凡とすら言えるものであるが、そのようなところにこそ多くの精神障害者の切実に求めるものが存在しているのである。

最後に一つ、患者や家族からあれこれの相談事を受け、「どうしたら良いでしょうか？」と訊かれたとき、筆者が必ず返す言葉がある。それは「あなたはどうしているのですか？」というものである。考えあぐねて医者に相談するまでに、誰しもさんざん自分なりの努力をし、失敗を重ねてきている。自分では失敗ばかりと思っていても、そうした努力の中には必ずヒントがあり、成功の鍵が隠れている。これまで積み重ねてきた努力をねぎらい、現にできていることを評価し、経験の中に一緒にヒントを探していく姿勢、それが相手の自己効力感を高める上できわめて有用であることを、筆者は患者さんたちから教わった。この種の工夫から抽出されたものを、人は精神療法と呼ぶのであろう。

参考文献

▼青木省三『精神科治療の進め方』日本評論社（二〇一四）
▼仙波純一『精神科医はくすりを出すときこう考える』日本評論社（二〇一七）
▼石丸昌彦『健康への歩みを支える　家族・薬・医者の役割』（二〇一六）
▼堀越勝、野村俊明『精神療法の基本』医学書院（二〇一二）
▼佐治守夫、飯長喜一郎（編）『ロジャーズ　クライエント中心療法　カウンセリングの核心を学ぶ』新版、有斐閣（二〇一一）
▼大野裕『こころが晴れるノート　うつと不安の認知療法自習帳』創元社（二〇〇三）
▼山上敏子、下山晴彦『山上敏子の行動療法 with 東大・下山研究室』金剛出版（二〇一〇）
▼ギャバード（著）狩野力八郎（監訳）『精神力動的精神療法　基本テキスト』岩崎学術出版社（二〇一二）

おわりに

「はじめに」で記したとおり、本書は放送大学科目『精神医学（'06）』を底本とし、加筆修正を加えるものとして企画された。それなら作業は円滑かつ速やかに、数ヶ月もあれば完了するだろうと考えたのは、全く想像力の欠如というものである。実際に着手してみると、何を選んでどれほど加筆しどのように修正するか、泥田を踏むような試行錯誤が連綿と続き、遅滞に遅滞を重ねて編集者を煩わす結果となった。

単に基礎知識として確立されていることを伝達するだけでなく、精神疾患という現象から手繰ることのできるさまざまな背景、とりわけ歴史や社会の時間的・空間的拡がりに読者の関心を喚起したいと欲を出したのも、困難の一因であった。そのように試みる中で、着手以前に気づいていなかった多くのことに筆者自身が想到した。

たとえば、統合失調症の「軽症化」の問題である。この病気の概略を第三章で解説した後、この病気の人類史的な意味に関する中井久夫の興味深い論考を第九章で紹介した。

そのときふと思い浮かんだことがあった。

統合失調症の被害妄想のテーマとして、「監視」や「追跡」はきわめてよく見られるものである。「いつでも何ものかに監視されており、どこまで逃げても追いかけてくる」「内心の秘密がすべて知られている」などといった一連のテーマは、実は二一世紀に生きる我々にとって、既に日常的な現実になっているではないか。都市部では防犯カメラに映らずに移動することが難しく、ＧＰＳは地球上のどこへ逃げても追尾してくる。ハッカーにＰＣに侵入されれば、個人情報は世界中に伝播される。

統合失調症の病理特性が中井の指摘するように微分回路的なものであって、時代の変化を先取りするものであるとすれば、そのアンテナは既に現実となった「監視」や「追跡」に対して鋭敏に反応することを止めているだろう。昨今指摘される統合失調症の軽症化は、こういったところに一因がありはしないだろうか。

もとよりこれはエビデンスの裏づけを欠いた、筆者一個の思いつきでしかない。けれども精神医学を学ぶことの面白さは、裏づけをもつ確かな知識を獲得することばかりではなく、さまざまな思いつきの引き出しを増やすところにも存在しているだろう。本書がそのような意味で読者に貢献するならば、筆者にとって大きな幸せである。

話を現実に戻せば、本書の執筆を終えつつある時点において、世界はＣＯＶＩＤ－19ウィルス感染症に伴う未曾有の混乱の内にある。いわゆるコロナ禍である。

ＣＯＶＩＤ－19ウィルスの害は、第一には呼吸器を中心とする身体への侵襲と生命の危険である。一方、長期化するコロナ禍との戦いの中で、メンタルヘルスがさまざまな形で危機に瀕していることも見逃せない。患者・家族の困難はもとより、医療関係者は蓄積する心身の疲労と社会的偏見に追い詰められ、福祉や教育に携わる者は本来の職務と感染予防のための配慮との間で神経をすり減らしている。飲食提供や観光を生業とする人々は、コロナ禍そのものとコロナ禍対策の中で収入が激減し、職そのものが立ちゆかなくなる。これらさまざまな背景と関連する精神的な変調が、「コロナ鬱」という言葉で括られ、深く憂慮されている。当分の間、こうした人々への支援が精神科医療の喫緊の課題となることは論を待たない。

一方、当面は語られない懸念もある。コロナ禍が始まる直前、精神医学の最大の関心事の一つは依存症の動向であった。酒や薬物の根深い問題に加え、ゲーム・インターネット・ギャンブルなどを対象とする行為依存が危機的な段階に達しつつあるという懸念である。そこへ始まったコロナ禍への対策は、「外出を控え引きこもる」ことが基本である。これはパチンコやカジノに対しては抑制的に働くが、酒・ゲーム・インターネットなどには促進的に働くうえ、ＡＡをはじめとする当事者活動の大きな妨げとなる。コロナ禍の間に水面下で進行したこの種の依存症が、コロナ禍が明けたときどのような様相に至っているだろうか。第八章の末尾で述べたとおり、いずれこの問題に国を挙げて取り組まねばならない日が来るであろう。

課題は数えきれないほど多く、戦いには終わりがない。個人と社会のメンタルヘルスの回復と向上に向け、精神疾患から学ぶ作業を読者とともに続けていきたい。

最後に、左右社編集部とりわけ担当の東辻浩太郎氏に衷心からの感謝と敬意を捧げる。執筆作業の非常識なまでの遅滞に屈することなく、忍耐とユーモアと的確な助言によって筆者をゴールまで導いてくれた。この未熟な一書に「精神疾患とは何だろうか」という野心的なタイトルが与えられたのも、かかって同氏らの配慮によるものである。

二〇二〇年一月

創刊の辞

この叢書は、これまでに放送大学の授業で用いられた印刷教材つまりテキストの一部を、再録する形で作成されたものである。一旦作成されたテキストは、これを用いて同時に放映されるテレビ、ラジオ（一部インターネット）の放送教材が一般に四年間で閉講される関係で、やはり四年間でその使命を終える仕組みになっている。使命を終えたテキストは、それ以後世の中に登場することはない。これでは、あまりにもったいないという声が、近年、大学の内外で起こってきた。というのも放送大学のテキストは、関係する教員がその優れた研究業績を基に時間とエネルギーをかけ、文字通り精魂をこめ執筆したものだからである。これらのテキストの中には、世間で出版業界によって刊行されている新書、叢書の類と比較して遜色のない、否それを凌駕する内容のものが数多あると自負している。本叢書が豊かな文化的教養の書として、多数の読者に迎えられることを切望してやまない。

二〇〇九年二月

放送大学学長　石弘光

放送大学

学びたい人すべてに開かれた
遠隔教育の大学

〒261-8586 千葉市美浜区若葉 2-11
Tel: 043-276-5111　Fax: 043-297-2781　www.ouj.ac.jp

石丸昌彦(いしまる・まさひこ)

1957年愛媛県出身。

精神科医。東京大学法学部卒業後、東京医科歯科大学医学部卒業。東京医科歯科大学難治疾患研究所講師、桜美林大学助教授、教授を経て、放送大学教授。主な著書に『統合失調症とそのケア』(キリスト新聞社)、共訳書にフィリップ・G・ジャニカク『根拠にもとづく精神科薬物療法』(メディカル・サイエンス・インターナショナル)などがある。

精神疾患とは何だろうか

2021年2月28日　第一刷発行

著者　石丸昌彦

発行者　小柳学

発行所　左右社

〒150-0002 東京都渋谷区渋谷 2-7-6 金王アジアマンション 502

Tel: 03-3486-6583　Fax: 03-3486-6584

http://www.sayusha.com

装幀　松田行正＋杉本聖士

印刷・製本　創栄図書印刷株式会社

Printed in Japan　ISBN978-4-86528-018-0

天川晃最終講義　戦後自治制度の形成
天川晃　定価二二〇〇円+税

古代ギリシアにおける哲学的知性の目覚め
佐藤康邦　定価二〇〇〇円+税

道徳教育の方法　理論と実践
林泰成　定価一七〇〇円+税

21世紀の女性と仕事
大沢真知子　定価一八五〇円+税

近現代日本の生活経験
中川清　定価二二〇〇円+税

地域教育再生プロジェクト　家庭・学校と地域社会
岡崎友典　定価一七〇〇円+税

私教育再生　すべての大人にできること
安彦忠彦　定価一六五〇円+税